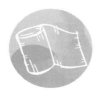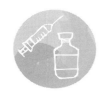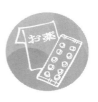

薬よもやま話

影向 範昭

目　次

はじめに ………………………………………………………… 9

第 1 章　薬って何だろう？ …………………………………… 10

第 2 章　薬の歴史 ……………………………………………… 12
　1　薬の起源 ………………………………………………… 12
　2　日本の薬の歴史 ………………………………………… 15

第 3 章　毒と薬について ……………………………………… 19
　1　クラーレ ………………………………………………… 19
　2　ボツリヌス菌毒素 ……………………………………… 21
　3　ふぐ毒（テトロドトキシン） ………………………… 21
　4　毒草トリカブト ………………………………………… 22

第 4 章　薬の見つけ方
　　　　　～過去、現在、未来～ ……………………………… 24
　1　原始的な薬の開発方法 ………………………………… 24
　2　実験薬理学の誕生 ……………………………………… 25
　3　抗生物質の発見 ………………………………………… 27
　4　病因論からの薬の開発 ………………………………… 29
　5　化合物の合成技術の発達 ……………………………… 29
　6　薬の開発について現在から未来へ …………………… 30

第5章　最も歴史の長い薬？
〜その名はモルヒネ〜 ………………………… 32
1. アヘンの始まり ………………………… 32
2. 薬としてのアヘン ………………………… 33
3. アヘン、モルヒネの中毒について ………………… 33
4. 疼痛治療におけるモルヒネの有用性 ………………… 35
5. モルヒネの作用に関する最近の知見 ……………… 37
6. 薬としてのモルヒネを考える ……………………… 38

第6章　みにくいアヒルの子
〜特徴のある薬の開発〜 …………………………… 40
1. タムスロシン（排尿障害治療薬）………………… 40
2. クエン酸シルデナフィル（勃起不全治療薬）……… 41
3. クロモグリク酸ナトリウム（抗アレルギー薬）…… 42
4. カルシウム拮抗薬（血圧治療薬）………………… 44
5. フィナステリド（前立腺肥大症治療薬、男性型脱毛症治療薬）………………………………… 45

第7章　華岡青洲の妻
〜薬の開発と人体実験〜 ………………………… 46
1. 前臨床試験（動物試験）………………………… 47
2. 臨床試験（治験）………………………………… 48
3. 薬の開発と倫理 ………………………………… 51

第8章	薬害から学ぶ …………………………………… 54
1	サリドマイド事件 …………………………………… 55
2	スモン（キノホルム薬害）事件 …………………… 56
3	筋短縮症事件 ………………………………………… 57
4	クロロキン事件 ……………………………………… 58
5	薬害エイズ事件 ……………………………………… 59
6	C型肝炎事件 ………………………………………… 60
7	ソリブジン事件 ……………………………………… 62
8	薬害から学ぶ ………………………………………… 63

第9章	薬に関する知識・情報は常に変化する ………… 64
1	サリドマイド ………………………………………… 64
2	ホパンテン酸カルシウム …………………………… 66
3	インターフェロン …………………………………… 67
4	ビタミンB_1 ………………………………………… 68

第10章	病気と薬のせめぎ合い 〜結核とその治療薬について〜 ……………… 72
1	結核の歴史 …………………………………………… 72
2	結核治療の試行錯誤 ………………………………… 74
3	結核治療の変遷 ……………………………………… 75
4	現在の結核治療薬と治療法 ………………………… 76
5	病気と薬のせめぎ合い ……………………………… 78

第11章　薬は病気を治す？ …………………………………… 80
1　薬で治すことができる病気 ……………………………… 80
2　薬では治すことが出来ない病気 ………………………… 81
3　風邪とインフルエンザは薬で治る？ …………………… 82
4　薬は病気を治す？ ………………………………………… 85

第12章　病気と薬の関係
　　　　～薬を使う目的を理解する～ ……………………… 86
1　抗菌薬が有効な細菌感染症 ……………………………… 86
2　抗菌薬の使い方が難しい細菌感染症 …………………… 88
3　ウイルス感染症 …………………………………………… 91
4　寄生虫感染症 ……………………………………………… 98
5　高血圧 ……………………………………………………… 99
6　糖尿病 ……………………………………………………… 103
7　脂質異常症 ………………………………………………… 106
8　便通異常（下痢と便秘） ………………………………… 108
9　下痢と止瀉薬（下痢止め） ……………………………… 111
10　便秘と緩下薬（下剤） …………………………………… 114
11　発作予防が大切な病気、喘息とてんかん ……………… 119
12　不眠と薬 …………………………………………………… 121
13　骨粗鬆症の薬は効くの？ ………………………………… 125

第13章　薬の副作用 …………………………………………… 127
1　副作用って何だろう ……………………………………… 127
2　怖い重篤な副作用 ………………………………………… 128
3　副作用の発症機序 ………………………………………… 129
4　副作用の見つけ方 ………………………………………… 131

第14章 薬の剤形とその飲み方・使い方 …………… 134
  1　錠剤 ……………………………………………… 134
  2　カプセル剤 ……………………………………… 137
  3　散剤、顆粒剤 …………………………………… 138
  4　シロップ剤 ……………………………………… 140
  5　軟膏剤、クリーム剤、ローション剤 ………… 140
  6　坐薬（坐剤） …………………………………… 143
  7　貼付剤 …………………………………………… 144
  8　点眼剤、眼軟膏剤 ……………………………… 147
  9　吸入剤 …………………………………………… 152
  10　注射剤 …………………………………………… 154

第15章 薬物相互作用（薬の飲み合わせ） …………… 158
  1　薬と薬（薬同士）の飲み合わせ ……………… 158
  2　薬と食物との飲み合わせ ……………………… 163
  3　薬とサプリメントの飲み合わせ ……………… 166

第16章 健康食品 ………………………………………… 168
  1　健康食品とは？　薬とは？ …………………… 168
  2　特定保健用食品（トクホ） …………………… 169
  3　栄養機能食品 …………………………………… 170
  4　機能性表示食品 ………………………………… 170
  5　サプリメント …………………………………… 171

第17章　特殊な状態（小児、高齢者、妊娠、授乳など）
**　　　　と薬の関係** ………………………………………… 174
　　1　小児 ………………………………………………… 174
　　2　高齢者 ……………………………………………… 176
　　3　妊娠 ………………………………………………… 178
　　4　授乳 ………………………………………………… 179
　　5　性差 ………………………………………………… 179
　　6　遺伝 ………………………………………………… 180
　　7　個人差 ……………………………………………… 181

第18章　薬を上手に使う ………………………………… 183
　　1　病気について良く知る …………………………… 183
　　2　薬について良く知る ……………………………… 183

おわりに
　　～薬剤師を取り巻く環境と仕事内容の変遷～ …………… 185

はじめに

　ここ数年猛威を振った新型コロナウイルス感染症（COVID-19）も感染症５類に移行して、何とかコロナとの共存を考えながら過ごしていく時代になった。私は薬剤師なので、よく周りから「新型コロナウイルスに効く薬は無いの？」、「何とかしてよ」などといわれることが多々あった。しかし、薬剤師の私から有効な薬について適切なサジェストができない状態でずるずる時間だけが経過した。結局はコロナに対しての特効薬はほとんどなく、ワクチンと自然獲得免疫、さらにコロナウイルスの変異によって、初期よりは死亡率が低下してきたのが現実である。

　私は薬科大学修士課程を修了して1971年（昭和46年）に歯科大学病院に勤務してから、2007年（平成19年）に薬科大学に転職し、2015年に退職するまで44年にわたって薬に関わって生きてきた。退職後10年近くになってもやはり「薬」とは切り離せない場面が多々ある。

　今まで長年にわたり薬に関しての仕事をしてきたので、薬に関する物語や考え方、エピソードなどについて話をし、多くの記事を書いてきた。何年も前に知人から今までの記事などをまとめて本にしたらどうかと勧められていたが、遅々として進まなかった。しかし、終活を始めた年齢となり、思い直して、これまで薬に関わってきた証として、思いつくままに「薬　よもやま話」としてまとめてみることにした。

第1章　薬って何だろう？

　まず、2019年から始まり2023年にかけて新型コロナウイルス感染症（COVID-19）が非常な脅威となって全世界を揺るがせたことは記憶に新しいと思う。なぜ脅威であったかというと、まず通常のインフルエンザ、新型インフルエンザに比べて致死率が高いこと、2019年当時には新型コロナウイルスに抗体を持った人がほとんどいないので感染が広がり、爆発的感染（パンデミック）を引き起こしたこと、そして新型コロナウイルスに対する予防薬（ワクチン）、治療薬（抗ウイルス薬）が見当たらないので感染防止と治療が非常に難しいということであった。

　考えてみると、人類は誕生した時代から常に病気との戦いを続けてきた。それに対して人は「薬」という文明の利器を利用して多くの病気を克服してきた歴史がある。

　この「薬」について、日本で厚生労働省から認可されている薬は、医師、歯科医師が使用することができる薬、法律ではこれを「医療用医薬品」と分類するが、これが12,000種類以上、規格の違いを入れると20,000種類以上の医薬品がある。その他に街の薬局、薬店（薬種商）で販売されている薬や配置販売業者が家庭に預ける配置薬など、法律ではこれを「一般用医薬品」と分類するが、この一般用医薬品も少なくとも12,000種類以上ある。世界では60,000種類以上の薬があるといわれている。

　現在では、このように非常に多くの薬が使われていて、私たちには薬が身の周りにあることが当たり前になっているが、この薬が簡単に使われるようになった時代は近年になってからのことである。

この「薬」は多くの病気に対して使われて多くの人々を救って来たが、一方では副作用等で多くの人を苦しめた歴史もある。この「薬」については非常に多くの側面があり、功罪あわせて多くの見方、考え方がある。本書では、薬に関するいろんな考え方や薬にまつわるいろんなエピソードについて、思いつくままに書いていくことにした。この原稿を書き始めるにあたって、まず、薬とはどんなものなのか、その歴史から書いてみる。

第2章　薬の歴史

1　薬の起源

　先に述べたように、人類がこの世に誕生してきた時点で病気が始まっている。人は生きるためにいろんな物を食べなければならないが、間違えて毒のあるものを食べたり、間違えなくても通常は毒の無い貝が急に毒を持つことがあり、さらには腐った物を食べたり、病原菌やウイルスに侵されたりしたことは容易に想像できる。

　ほんの初期の原人に近い時代から古代文明の時代においては、病気という概念さえ分からず、苦痛などが身体に現れるのは、悪霊や悪魔の仕業という考え方が大勢を占める時代が長く続いてきた。世界各国のどの国においても病気の苦痛から逃れるために呪術、お祓いなどが行われていた時代が長く続いた。その祈祷やお祓いに一緒に使われていたのが薬の起源であるという考えが多くの研究者の主張するところである。

　例えば、紀元前約3000年の中央アジアの古代のメソポタミア文明時代は、病人の治療には呪術的、魔術的、宗教的な治療が主だったことが分かっている。まず体温、顔色、興奮、衰弱、回復など観察して祈りながら沐浴、マッサージなどを実施し、その祈りとともに薬物が使用されたようである。その時代の粘土板楔形文字からは、約250種の植物性薬物、約180種の動物性薬物、120種以上の鉱物性薬物が使用されていたということが分かっている。

　紀元前約2000年のナイル河流域の古代のエジプト文明時代で

も祈祷などが行われていたようで、紀元前約1550年のパピルスの象形文字による記録から多数の疾病症状とその治療法が記載されており、祈祷時に使用して体内の悪魔を追い払うために700種以上の植物性、動物性、鉱物性薬物が使用されていたことが分かっている。

　これらのメソポタミアやエジプトで使用された薬物には、吐剤として銅化合物や海葱など、下剤としてヒマシ油、牛乳、タマネギ＋蜂蜜などがある。もともと病気は悪霊などが体の中に入り込んできたということから、口から吐く、あるいは下痢をさせて悪霊を追い出すという考えになったのだと想像できる。ある意味、腐ったり毒のある食物を食べたり、寄生虫にかかった時などは、吐いたり下痢をさせたりすることは病気の治療に有意義だったと思われる。今ではとても考えられないが、ハエの糞、腐敗した肉、豚の耳カスなどの汚染薬物が使用されたという記載がある。これらはさすがに薬効を期待するのは難しいが、祈祷などとともに使用されていたようである。この当時から鎮痛薬の阿片（アヘン）は使用されていたということであるから、アヘン（モルヒネ）は本当に古くから使われていて、現在でもこれに勝る鎮痛薬は無いといわれるすごい薬だと思う。

　古代インド・スリランカでは、紀元前1500年頃（一説では紀元前3000年頃）からアユル・ヴェーダという科学的な医術体系が発生した。この医術の中における医典には、多くの薬物の使用法などが記されている。アユル・ヴェーダとは、サンスクリット語のアーユス（Ayus／生命）とヴェーダ（Veda／科学）からなる言葉で「生命科学」を意味する。ちなみに、アユル・ヴェーダは今でも日本でも健康を保ち、病気を予防するなどの目的で、ヨガ、呼吸法、ハーブを用いた食事療法などが行われ

ている。

　そして中国には世界最古の薬物に関する書物「神農本草経」が伝えられている。神農本草経の著者は神農といわれる人である。神農は紀元前2700年頃の中国三皇五帝の一人で、人民に農耕と薬を教えたといわれている。医療と農耕の術を教えて医薬と農業を司る神として祀られているところもある。神農は自分の周囲の草花を自分で口にしながら、365種類の薬草を120種の上品（じょうほん）、120種の中品（ちゅうほん）、125種の下品（げほん）に分けて神農本草経に記載した。ちなみに、上品は作用も副作用もそれほど強くなく滋養強精的に使用できる薬物、中品は作用も副作用もある程度持っている薬物、下品は副作用も強いが作用が強力な薬物と分類している。

　いずれにしても、この様に世界の各地で薬は紀元前から多くの人たちによって作られて祈祷などと共に使用されてきたことがうかがえる。

　その古い呪術、魔術、宗教などの悪魔払いの時代から年月が進み、「病気の原因は悪霊・悪魔・心霊などではなく、科学的なものである」という考えを唱える人や学派が現れる。まず、古代ギリシャの時代にこの時代を代表する最も有名な医師、医聖ヒポクラテスが現れる。ヒポクラテスはエーゲ海に浮かぶ小さな島コス島の出身で、紀元前460〜375年頃の人であると推定されている。多くの患者を診療・治療するうちに、「人体は血液、粘液、黄胆汁、黒胆汁の4体液が要素となっていて、病気はこの体液に原因する科学的なものである」と提唱して弟子たちに教えた。この弟子たちに医師の倫理を示した聖文「ヒポクラテスの誓い」には、患者の利益を第一に考えること、致死薬を与えないこと、堕胎用のペッサリーを与えないこと、患者

の秘密は守ることなどが書いてある。このヒポクラテスの誓いは、今では全世界において医師の倫理の基本となっている。もっとも、このヒポクラテスの誓いはヒポクラテス自身が書いたものではなく、ヒポクラテスの死後、弟子たちが作成したものである。ただ、そのヒポクラテスの薬の使い方は、下痢にはソラマメ、風邪には小麦とワインなど栄養療法的なものも多く、いわゆる薬物療法的な側面は割合少なかったらしい。

その後、中世を代表する医学者ガレノス（125～199）が現れる。ガレノスはヒポクラテスの医学を多く取り入れるが、解剖なども取り入れて、乱立していた多くの医学を集大成した人であると理解されている。ガレノスは、吐剤、下剤、利尿剤、発汗剤、収れん剤など、いわゆるガレノス製剤といわれる多くの薬物（473種）を調合して使用している。

2　日本の薬の歴史

外国の薬の歴史はこれ位にして日本の薬の歴史について考えてみる。日本で最も古い薬の話は712年（和銅5年）に編纂された古事記の中の「因幡の白兎（大黒さまと因幡の白兎)」といわれている。騙されて怒ったワニ（鮫）に皮を剥がされて丸裸になって泣いていた白兎に、最初に通りがかった大黒さまのお兄様が「塩水に漬かってお日様に当たりなさい」と言ったので、その通りにしたら非常に痛くなって泣いていた時、次に通りがかった大黒さまが「真水で身体を洗って蒲の穂綿にくるまりなさい」と教えたらたちまち元の白兎に戻ったという話である。植物の蒲の穂綿（蒲黄：蒲の花粉）は、現在では内服で利尿作用、通経作用、外用で創傷治癒作用が認められているが、

古事記の時代でも、傷口に塩をすり込めば痛くなるのは当然として、傷口を真水で洗って蒲の花粉を塗ると傷を治すことが分かっていたのはあらためてすごいことだと思う。

さて、日本の薬について調べてみると、日本最古の都が置かれた奈良県に薬の発祥から製造・販売までの歴史がある。日本書紀には、611年に推古天皇が「薬猟（くすりがり）」として薬草の採取をおこなったとの記載がある。その後、次第に薬草が栽培されるようになり、701年の大宝律令の下で薬園などが運営されていた。723年に光明皇后は民衆のために施薬院と悲田院を興福寺境内に設置して民衆に施薬した。

同じ700年初頭に奈良県大峰山の行者（山伏）・役小角（えんのおずぬ）がキハダの内皮を煮てエキスを取り、胃腸などに薬効のある薬として「陀羅尼助」を製造して施薬した。その後、1350年以降に陀羅尼助は日本最初の売薬となるが最初は施薬であった。

鑑真が753年に遣唐使とともに来朝して唐招提寺を開いた時に中国の生薬や薬の製法などを伝えた。その時に「奇効丸」という薬を持参し民衆に施薬し、光明皇后にも施薬して病気を治したとの記録がある。その他に西大寺の「豊心丹」（1240年代～1500年代）、東大寺の「奇応丸」（1500年代）などが創薬・施薬されている。これらは全国を行脚した僧たちによって広まり、民衆に薬を施すという活動がいずれ売薬となっていく。この様に日本の薬は、最初は山伏やお寺などで創られて人々に無料で施薬してきたようであるが、陀羅尼助が1350年頃に売薬となってきた。1750年代から配置薬（家庭に預けておいて、使用した後に代金を貰う薬）として富山県の「反魂丹」の配置販売が始まり、滋賀県の「万金丹」、「感応丸」、佐賀県の「奇応丸」、

「唐人膏」などの配置薬が全国に多数存在して薬は病人に対して有効に使用して代金を支払うものとして発達してきた。

　富山の配置薬などで薬は産業として経済を支えてきたが、お寺が古くからの薬を創薬・施薬する風習は一部で延々と続いていたと思われる。私は新潟県佐渡市赤泊の禅長寺というお寺で生まれたが、そこには1950年代（昭和30年代）まで秘伝の吸出し膏があった。それはドンブリに入った黒いコールタール状の硬膏（硬い軟膏）であった。昔はおでき（せつ）といわれた化膿性腫瘍の吹き出物が身体によくできた。このおできが出来た時に、おできの大きさに丸く和紙を切り、中心部に穴を開けてドーナッツ型にして、その和紙に熱した火箸でコールタール状の硬膏を柔らかくしながら塗っていき、その硬膏絆をおできの上に蒸しタオルなどで温めながら貼りつける。その状態で数日するとおできが徐々に腫れてきて中心部が化膿して膿が溜まってくる。その化膿部が膨れてきて、いよいよ破裂して膿がドッと出てくると、それまでの痛みが嘘のように無くなっておできが治ってしまうというものであった。だれに教えたわけではないに、禅長寺にはその吸出し膏があるという話が伝わっていた。村の人だけでなく、時々近隣の町の人までが禅長寺に来て、頼まれると私の父（僧侶）がその硬膏をおできに使って治していたのを記憶している。もちろん無料。私が中学生だった時代のことで不思議に思っていたが、これが昔からのお寺の施薬の一つだったのではないかと、今になって思うことがある。

　昔はこの様に一地方で使用される薬、いわゆる民間薬といわれるものが、全国に非常に数多く存在していて、病気を治療していた時代があった。民間薬は厚生労働省から正式な薬として認可されている薬ではない。しかし実際にはドクダミ、センブ

リ、ゲンノショウコなど今でも広く使用されているものもある。ただ、近代になると科学的な考え方を踏まえた効果の強い薬が多く開発されて認可されてきた。これに伴い、ほとんどの民間薬は姿を消した。すなわち、科学的にしっかりと効果が認められる薬物が厚生労働省に申請され、認められて初めて法律的に「薬」になるのである。この薬を創ること、薬としての認可などに関することについては後の各項で解説する。

　蛇足ながら、民間薬は世界中に存在している。今から20年近く前に、私の友人が海外青年協力隊としてケニアに行った時に、道端に多くの植物や鉱物の入った瓶や箱を机の上に積んで立っている人を見かけた。その人は「伝統医療師」といって身体の具合が悪い人が来て、症状を言うと、その植物や鉱物を混ぜ合わせて病人に渡すという話であった。その伝統医療師が使用する薬物？が民間薬なのであろう。20年前のケニアであるが現在でも世界の一部では民間薬が使用されていると想像している。

第3章　毒と薬について

　私達が利用している「薬」の基になっているのは「薬物」である。この薬物は人体に影響を与える物質をいうが、自然界には体に影響を与える物質は非常に多く存在する。最も激烈に体に悪影響を与えるものが、昔から「毒」として人々から恐れられてきた。ここで、「毒」と「薬」について考えてみる。

　一つの例として、自然界にある毒の中でも神経の刺激伝達を遮断して筋肉を麻痺・弛緩させる毒がいくつかあるので、これらの毒について考えてみる。動物の肺呼吸は肺自身が収縮・拡大するのではなく、横隔膜、肋間筋、腹部の筋肉によって肺を収縮あるいは拡大させることにより行われている。毒によってこれらの筋肉が麻痺されると呼吸ができなくなり、ついには呼吸麻痺で死んでしまう。このような筋肉を弛緩・麻痺させることによって動物を死に至らしめる毒には、自然界にクラーレ、ボツリヌス菌毒、フグ毒などがある。クラーレは狩りなどに矢や槍の毒として使用された。ボツリヌス菌は食中毒の原因として多くの人の命を奪ってきた。ふぐ毒のテトロドトキシンは、猛烈な毒として昔から恐れられ、豊臣秀吉の時代には河豚食禁止令が出たほどである。これらの毒はいずれも神経末端における伝達を阻止して筋肉を弛緩・麻痺させるが、薬物としてみると、それぞれ異なった運命をたどることになる。

1　クラーレ

　南米の原住民が矢毒として使ったクラーレはツヅラフジ科の

植物から抽出される毒であるが、このクラーレを塗った槍や矢を射られた動物は死んでしまうので狩猟に用いられていた。当然、槍や矢などでこの毒が人の体内に入れば人は死んでしまうため、部族の戦いにも槍や矢に使われたこともある。

　食物となる獲物を得るための狩りなので、原住民はこの矢毒によって殺された動物の肉を食べたわけである。クラーレは、消化管からはほとんど吸収されず、また分子が大きいため脳へも移行することができないので、クラーレの入った動物の肉をそのまま食べても中毒を起こすことはない。すなわち、原住民はクラーレを矢に塗って動物の体内に直接入れると動物は死ぬが、クラーレが入った肉を口から食べても死なないということを知っていたから、狩猟の際の矢毒として利用したわけである。

　その後、ずいぶん後になってクラーレは医薬品として使用されることになる。全身麻酔薬が開発され全身麻酔が行われるようになると、メスを入れた途端に反射で筋肉が硬直して手術が困難になってしまう。そのため、その対策として筋肉を弛緩させる薬（筋弛緩薬）が必要となった。クラーレの主成分であるd-ツボクラリンは、注射薬にして無意識下の患者体内に注射で直接注入することで全身の筋肉を弛緩させることができる。ただ、動物が呼吸するときは横隔膜と肋間筋を使って肺を大きくしたり小さくしたりして空気を出し入れして酸素を取り入れているが、クラーレでこれらの筋肉を弛緩させると呼吸できなくなって死亡してしまう。そのため、クラーレを使用するときは人工呼吸器で人工呼吸をしながら手術する必要がある。そのクラーレは体内に入ると血液で筋肉に到着して筋肉を弛緩させるが、その後、速やかに肝臓で無毒化され尿から排泄される。そのため患者の様子を見ながら点滴注入量を調節することが可能

であり、また手術が終了して覚醒後に回復が早いなど多くの利点がある。この様な利点から手術時の筋弛緩薬として非常に重要な薬として長い時代使用されてきた。ボツリヌス毒素やフグ毒では代謝時間が長いこと、用量調節が難しいことなどの面で手術時の骨格筋弛緩薬としての利用は難しいことになる。

2　ボツリヌス菌毒素

　ボツリヌス菌の菌体外毒素ボツリヌストキシンは、極めて毒性が強くてやっかいな毒であるが、分子量15万のタンパク質で熱に不安定で、十分に加熱すれば食中毒は防ぐことができる。このボツリヌス毒素は利用が難しいと長い間思われていたが、アラン・スコットとエドワード・シャンツというアメリカの眼科医が極めて微量のボツリヌス毒素を局所に注射することによって斜視の治療に効果があると臨床応用したのは1977年のことである。その後、皮下局所に注射するとその部位に強く結合するので全身の毒性は低いことなどが明らかになってきた。現在は、ボトックスという名前で、日本でも眼瞼痙れん、片側顔面痙れん、痙性斜頸、リハビリの補助、多汗症、顔面の皺取り、輪郭補正などの治療に広く使用されるようになってきた。ちなみに、ボツリヌス毒素1回の局所注射で注射部位の筋弛緩作用は2～4か月持続するとされている。

3　ふぐ毒（テトロドトキシン）

　それではフグ毒はどうかというと、フグ毒のテトロドトキシンは体内に入ると身体中に広く拡散されてしまい、肝臓での解

毒時間が長く、尿への排泄も時間がかかることが分かっている。そしてこの毒素を早く打ち消す方法（解毒法）も発見されていないので、現在では薬として利用されてはいない。でも、この毒を詳しく研究していくと有用な薬として利用される時代がくるのかも知れない。

4　毒草トリカブト

　トリカブトという毒草があり、これを間違って食べて中毒を起こした報告がある。その中毒症状は、口唇や舌のしびれに始まり、手足のしびれ、嘔吐、腹痛、下痢、不整脈、血圧低下、痙れん、呼吸不全に至って死亡することもある。これはトリカブトの中に含まれるアコニチンという成分によって起こる。

　1986年（昭和61年）に毒草のトリカブトから抽出した毒をカプセルに詰めて妻に飲ませて毒殺するという事件が起こった。驚いたことに、そのカプセルには、アコニチンの他にフグ毒のテトロドトキシンも少量が詰められていた。カプセルを飲んで、この両方の毒が作用している間は、中毒作用は現れないが、服用後の時間が経ってテトロドトキシンが尿中に排泄されて血液中に無くなり、血液中にアコニチンだけが残った時に、中毒作用が出て妻は死亡してしまったということである。驚くことに、アコニチンの中毒をテトロドトキシンが抑えていた訳である。このアリバイ作りに世間はアッと驚いた。まさに毒を毒で制した事例である。

　この様な猛毒のトリカブトであるが、その塊根を高圧蒸気処理などで減毒したものが「附子」という名前で漢方薬として使用されている。鎮痛作用、新陳代謝亢進作用、強心作用などを

目的として漢方薬に配合されていることが多いが、やはり作用は強く、過量服用による副作用には気をつける必要がある。漢方薬は副作用が無くて安心だという方がいるが、漢方薬でも副作用が強いものもあることがお分かりいただけると思う。

　ここでは「毒」が「薬」になった経緯について書いてみたが、一つ言えることは、それまで毒と思われていた物質が、扱い方によって非常に有用な薬として利用される場合があるということである。しかし、所詮「毒」は「毒」なのである。使い方を間違えると本来のただの「毒」となってしまうので注意が必要である。

　クラーレは、人工呼吸器を使用しないで注射すると、人はすぐに死んでしまうので、安楽死事件をはじめ殺人事件に使用されたことがある。ボツリヌス毒素は、血中に入ると強い中毒を起こすので注意が必要である。2008年にはアメリカの消費者団体「パブリック・シチズン」がボツリヌス菌毒素の注射による副作用で9年間に16人が死亡したと発表している。「毒」の部分を持つ「薬」は、しっかりとした知識や知恵をもって使わなければ、かえって毒になってしまう。この薬の本質をよく理解していただきたい。

第4章　薬の見つけ方
〜過去、現在、未来〜

　本書の最初に書いたように、現在、日本では約30,000種類以上の医薬品が使われている。日本でこれらを生産する製薬会社は、厚生労働省の医薬品産業実態調査によると2018年（平成30年）には400社以上存在する。この調査によると、調査対象のうち回答のあった304社で約12兆円の医薬品（医療用約7兆円、一般用5兆円）が生産されている。そして、医療の進歩とともに次々と新しい薬が開発されている。

　これらの会社が新薬開発競争の中で生き抜いていくためには膨大な開発研究費をつぎ込まなければならないが、その開発研究費は272社で1兆6,000億円使用されていた。これだけ膨大な研究費が薬の開発に使われているわけであるが、ここで開発研究の過去、現在、未来について書いてみる。

1　原始的な薬の開発方法

　人類が発生した時から病気は存在するが、その病気の苦痛から逃れるために、人々は試行錯誤を繰り返しながら自然界に存在する物質から薬を見出していた。例えば、植物のケシの未熟果殻に傷をつけて出てくる分泌物を乾かしたアヘンは、紀元前3400年頃にはメソポタミアで使用されたとの記述がある。このアヘン、モルヒネについては、別に後述する。また、古代ギリシャ・ローマの時代から葉の裏が白い柳の樹皮に鎮痛解熱作用のあることは知られていた。紀元前のギリシャの医学者ガレン

や医聖ヒポクラテスも柳の皮を熱や痛みの軽減に利用した記録がある。この柳の有効成分については、その後1826年に柳から分離されてサリシンと命名された。これはサリチル酸である。そして、1897年にドイツのバイエル社のホフマンがサリチル酸をアセチル化してアセチルサリチル酸（アスピリン）を合成した。アスピリンは解熱鎮痛薬、リウマチの薬、血液抗凝固薬として現在でも使用されている。

　これらの自然界の植物などを利用することは、人類だけでなく、チンパンジーは寄生虫を駆除するために普段は食べない植物を選んで食べることがあるなど、健康で生き延びるために工夫することがある。

　この様に自然界にある物質を利用して病気を治療するという長い歴史があり、各々の民族で特有の薬が見いだされて使われてきた。この様な身の回りにある物質を使って経験的な試行錯誤の繰り返しによる薬の発見が最初の原始的な薬の開発方法である。

2　実験薬理学の誕生

　時代とともに自然界に存在するさらに多くの植物、鉱物、動物が薬として使われるようになったが、やがて科学的な観察に基づく開発方法が生まれた。イギリス、バーミンガムにウィザーリングという医師が開業していた。父が薬剤師で母が医師の妹という環境で育ち、エディンバラ大学の医学部を卒業している。1775年、そのウィザーリング医師のもとに重い水腫（全身浮腫）を患った老女が訪れたが、当時の医療環境では手の施しようのない状態であると診断して家へ帰してしまった。その

数週間後に患者であった老女の消息を聞くと元気に回復したと聞いて非常に驚いた。その患者はシュロップシャー州に住む伝統医療師（老婆）の秘伝の薬によって見事に回復したという。よく聞くとそれまでにも医師が見放した患者を何回も治したということであった。シュロップシャー州はウィザーリングの出身地であったこともあり、出向いてその伝統医療師の老婆を探し当て、秘伝の薬について聞き出そうとしたが、簡単には教えてくれない。ウィザーリングは粘り強く交渉してようやく秘薬の処方は20種以上の薬草を配合したものであることを教えてもらった。

その伝統医療師は経験的に20種類以上の薬草を混合して使用し、その効果を知っていたが、その中の何が効いているのかは知らなかったと思われる。しかし、父が薬剤師であり、自分自身が医師・植物学者であるウィザーリングは、その秘薬の効果は処方の中のキツネノテブクロ（ジギタリス）といわれる植物によるものであると予想して、早速患者に使ってみた。最初の患者は、オクスフォードのブレスノーカレッジの校長で、当時としては手の施しようがない重症の水腫だったが劇的に効果があらわれた。ウィザーリングはこれで一躍有名になったが、彼は同時にこの薬によって激しい嘔吐、下痢、動悸、脈の乱れ、頭痛、視覚異常など思わぬ事故が起きることも知った。その後、彼はスタフォードの貧民施療病院で多くの患者にジギタリスを煎じて飲ませ、ジギタリスのどの部分に効果があるのか、飲む量はどれくらいが適当か、飲む期間はどれくらいかなどについて詳しく研究した。10年後の1785年にジギタリスが利尿作用をもち、心不全による浮腫に非常に有益であるという結果をまとめて論文として発表した。重症の水腫は慢性心不全に伴う

全身浮腫であり、ジギタリスはその特効薬となった。この様にしてウィザーリングは、毒草である危険な植物ジギタリスについて、その効用、薬用部位、適量を科学的に観察して特定することによりある種の心臓疾患の確実な治療薬に導いた訳である。ちなみに、現在でもジギタリスの主成分であるジゴシンなどは広く使用されている。

　この様に、身の回りの物質にどの様な作用があるかを実験的に使用して科学的に観察するという薬の開発方法が出てきたのである。

3　抗生物質の発見

　科学的な観察が新しい薬の発見となった例は、ペニシリンの発見があまりにも有名である。1928年にイギリスの細菌学者フレミングがペトリ皿にブドウ球菌を培養していたが、失敗して青カビが入りこんでしまった。その際に青カビのコロニーの周囲にブドウ球菌の発育が阻止される領域が生じる現象を発見した。通常は培養の失敗なのだが、このコロニー周辺の阻止帯を見過ごさなかったフレミングの観察眼がすばらしいものだったと思う。彼はペニシリンを単離することはできなかったが、フローリーとチェインにより1940年に単離され、翌年臨床で効果が確認されて抗生物質の開発が始まった。イギリス首相のチャーチルが世界大戦中に肺炎にかかったが、このペニシリンで治ったということで一躍有名になった。その後、いろんな細菌が引き起こす感染症に対する非常に多くの抗生物質が発見された。

　この様な自然界に存在する微生物から有益な薬を発見すると

いう一連の開発方法が精力的に行われ、大きな実績をあげてきた。日本では全国の社員に無菌の容器や竹串を持たせて、機会がある毎に勤務先・出張先の土を採取して研究室に送るというシステムを実施していた製薬会社が何社もあった。この方法は多くの抗生物質を発見することができた。微生物はそれまで人間が思いもつかないような骨格の化合物を作り出すことがあり、これが新しい薬の発見となった。

　この微生物が産生する物質を探す方法は、細菌を殺す抗生物質の開発だけでなく、他の薬の開発にも利用された。たとえば、ブレオマイシン、ドキソルビシン、マイトマイシン、ダウノルビシン、ビンクリスチンなど多くの抗癌性抗生物質が発見された。他にタクロリムスという現在世界で最も使用されている免疫抑制薬は1984年に筑波山の土壌から得られた放線菌の培養液から見出された。また、2015年（平成27年）のノーベル賞受賞者の大村　智先生は、土壌の放線菌培養液から1979年にエバーメクチンを発見し、そこからイベルメクチンが創られた。全世界の製薬会社が抗生物質の発見に力を注いだ結果、1970〜1980年代は全医薬品生産額の中で抗生物質の占める割合が1割以上占めるという時代があったほどである。

　このように自然界に存在する微生物が産生する物質を手当たり次第に集めて薬物を見出す手法は、一時期非常に有用な開発方法であった。さらに、この方法で薬の原型が見いだされた場合に、その化学式の一部を変えることによってさらに効果が強力となり安全性が向上するような薬物を作り出すという技術が発展した。同時に、類似化合物が本来の目的とは異なる薬効を持つことを発見するという開発方法も実績を作ってきたのである。

4　病因論からの薬の開発

　生理学、生化学や医学に関する研究が進み、病気の成り立ちが明らかになってくると、病気の原因・成因を追及してその病気を治療しようという考えがでてくるのは当然のことである。体内のコレステロールは、その70〜80％が肝臓で合成され、食事由来は20〜30％であることが分かってきた。その肝臓でのコレステロール生合成を抑制すれば高コレステロール血症の治療薬になると考えて開発されたのがプラバスタチン（商品名メバロチン）である。その他にも痛風の原因となる尿酸が肝臓で合成されることが分かり、肝臓での尿酸生合成を抑制するアロプリノールが開発された。高血圧の生理学・病態学研究が進んだ結果、細動脈を拡げる薬、心臓の働きを抑える薬、血圧を上げる物質の作用を抑制する薬など、高血圧の治療薬にもこの手法で開発されたものがある。現在は、ほとんどの病気の原因・成因が分かってきており、その生理学・生化学が詳細に研究されてきているので、その病気に対する治療薬の開発は理論的に説明できるようになってきているものがほとんどである。

5　化合物の合成技術の発達

　すでに述べたように、紀元前から柳皮に鎮痛解熱作用があることが分かっていて、1826年になって柳の木からサリチル酸が分離された。ただサリチル酸は苦みも強く、胃腸障害が強いという副作用の問題があった。1897年にバイエル社のホフマンによってサリチル酸を化学的にアセチル化してアセチルサリチル酸という物質を合成した。これが人類初めての化学合成で

作った薬となる。この薬は「アスピリン」という名前で発売され、現在でも解熱鎮痛薬として広く使用されている。

この後、染料を原料として化学的に合成し、細菌を殺す薬を開発するなど、創薬の手段として化学合成全盛期を迎える。薬の候補として非常に多くの化合物が合成され試されるわけであるが、昔は1つの化合物を作るのに熟練した化学者が手間と時間をかけて合成していた。昔は毎週1～2個の化合物を作るのがせいぜいだったようであるが、1990年代以降は化合物の合成にもロボット技術が導入され、現在では1人の化学者が一連の化合物を毎週何千という数で作ることができるということである。現在は人体の中で薬が結合する部位（これを受容体という）の形が分かるようになり、そこにしっかりと結合する形の化合物を作る時代になっている。その結合する化合物を探すのに、1か月に100万個くらいの化合物を作って試験するという企業もあるというから驚くべき時代である。

6　薬の開発について現在から未来へ

近年は人間の遺伝子（ヒトゲノム）に関する学問が飛躍的に進歩してきた。ヒトは約30,000～40,000の遺伝子をもっている。この中のある部位の遺伝子の異常が特定の病気の発症と進展に密接な関係があることが分かってきている。したがって、その中の特定の遺伝子に作用する化合物が新しい薬となる可能性は高くなる。

このような考え方に基づく薬の開発は今後ますます発展していくことが想像できる。遺伝子治療というのは遺伝子の欠陥を修復・修正する「治療の設計図」が書き込まれた遺伝子を患者

の体内に導入して治療を実行させるという方法である。薬品投与や放射線など従来の治療法に比べて、病気を根本から治療するため、関係者からは大きな期待が寄せられている。特に「がん」治療の分野で期待されている。現在、世界各国で広く臨床試験が進んでいる。

　免疫システムの中心的役割を担う抗体は、抗原（ウイルスや細菌、毒素などの異物）の特定部位と結合して、抗原を不活性化させ、無害化することができる。がん細胞も正常細胞と異なる部分を持つので、その部分に対する抗体を作れば、がん細胞を殺すことができるという考えのもとに作られた抗がん薬がある。この様な考えに基づいて人工的に作られた抗体（モノクロナール抗体）がクローン病、リウマチ、各種のがんなど多くの病気に対して使用されて大きな効果を発揮している。この分野の発達は目覚ましく、今後さらに多くの薬が出てくる予定になっている。

　2006年（平成18年）に京都大学の山中伸弥先生によってiPS細胞が作られ、山中先生は2012年にノーベル賞を受賞した。iPS細胞はマウスの線維芽細胞から人工的に作られた人工多能性幹細胞で、人の遺伝子を組み入れることによって希望する細胞に分化して増殖する細胞である。このiPS細胞を使って病気を治療する臨床的試みは着実に進んでいるが、さらに薬を作るためにも利用され始めている。

　以上、薬の開発の歴史と未来について書いてみた。今までは不治の病とされていた病気も薬によって克服できたという歴史があり、現在でも新薬の開発は日々進んでいる。今後新しい開発方法によってどんな薬が出てくるのかワクワクしている。

第5章　最も歴史の長い薬？
～その名はモルヒネ～

　それではここで、人類最古の生薬といわれるアヘンとその主薬効成分であるモルヒネについて、その歴史と現在使用されている状況について書いてみる。

1　アヘンの始まり

　地球上に人類が出現したその時から痛みは存在していた。そして極めて早い時期に痛みを抑えるために自然界に存在する天然物が利用された。その中の一つに植物のケシ（芥子）の未熟果実に傷をつけて滲み出す乳液を集めて作るアヘンがある。中東から欧州に自生するケシであったが、その栽培については、すでに紀元前3000～4000年のメソポタミア文明時代のシュメール人が残した粘土板に楔形文字でケシの栽培、ケシ汁の採集についての記述が残っている。何を目的に栽培されたかは想像の域を出ないが薬効（鎮痛）を期待したものと考えるのが妥当である。実際に紀元前1500年頃の古代エジプト時代のパピルスにはすでに頭痛を治すためにアヘンを用いていたと書かれている。しかし、一方ではアヘンは時に死に至らす危険なものとして一部の宗教者や魔術師が使用するだけで、一般の薬としては広く普及していなかったとも思われている。

2　薬としてのアヘン

　アヘンが薬物として正式に認知されたのは、紀元前400年頃、医聖といわれるヒポクラテスがアヘンの麻酔、鎮静、収れん作用が病気の治療に有効であることを認め、弟子達に伝えた。これが弟子達の記述に残っている。また同じ時代の紀元前300年頃にアリストテレスの後継者テオフラテスがその著書「植物の歴史」の中にアヘンとその薬効について記載している。この時代に、古代マケドニアのアレキサンドロス大王がペルシア遠征のとき兵士の疲れを癒す目的でアヘンを持参したことからも、アヘンの薬効がある程度理解されていたと考えられる。

　このように、アヘンは非常に古い薬であるが、中毒死のことなどがあって有益な薬としての活躍はずっと後のことになるのである。1805年にドイツの薬剤師フリードリッヒ・セルチュルナーはアヘンからアルカロイドを抽出し、ギリシャ語の眠りの神、モルペウスにちなんでモルヒネと命名した。しかし、経口剤のモルヒネは嘔吐、呼吸抑制、体温低下、頑固な便秘、依存性（中毒）の問題があり、使いやすい薬ではなかったようである。1853年にウッドによって皮下注射針が開発されると、少量のモルヒネが強力な鎮痛効果を即効的に発揮することが分かり、鎮痛やアヘン・アルコール中毒の治療薬として広く使用されるようになった。

3　アヘン、モルヒネの中毒について

　1961～1965年の南北戦争では負傷者の鎮痛にモルヒネが多く使用されたが、その結果、モルヒネ中毒が問題になってきた。

一説によるとこの戦争で軍人病として40万人以上のモルヒネ中毒患者が出たといわれている。また1870～1871年の普仏戦争においてもモルヒネが使用され、多くのモルヒネ中毒患者がでてしまった。中国（清朝）とのアヘン戦争もモルヒネが関係している。中国では昔から一部ではアヘン吸引の風習があったが、1796年を最初に何度もアヘン輸入禁止令を出した。しかし、役人が賄賂によって黙認することによって密輸入量は増え続け、特に1831年以降に急激に多くなった。1830年代半ばには吸飲者が200万人に上ったと記録されている。ここでいうアヘン吸引者はほとんどアヘン中毒者と考えればよい。このアヘン購入のために清の銀が大量に海外に流失してしまったため、清朝は1839年広州にて、イギリス商人から2万箱以上のアヘンを没収、焼却、また、アヘンの輸入厳罰化などを行った。ここから1840～1842年のアヘン戦争が始まったのである。

　このような悲惨な戦争における中毒患者の様子や、中国でのアヘン吸引中毒者の事例などから依存性（中毒性）が問題となってモルヒネは「危険な薬」として扱われてきた経緯がある。日本では、1980年代（昭和50年代）までモルヒネについて「モルヒネの極量は1回10mg、1日60mgで、通常はこれ以上の量を使用しない。2週間くらいで中毒を起こすので、極めて慎重に使用する。麻薬取締り法で管理・使用記録の記載義務などが厳しく規制されている」などの情報が通説であり、鎮痛効果は強力であるが臨床では極めて使いにくい薬物として認識されていた。臨床医も「麻薬は面倒すぎて使いたくない」と敬遠していた時代であった。しかし、1986年に世界保健機関（WHO）ががん疼痛治療法ではモルヒネの使用が極めて有効であると発表したことによって「がんの痛みに積極的に使用すべき有効で

安全な薬」であるという認識が出てきた。WHOの発表後、モルヒネは個人の痛みの状態によって効果を発現する薬用量が大きく異なることから、1990年に日本薬局方の「極量」という記載が削除されるなど、モルヒネの有効な使用が促進されてきた。しかし、患者や一部の臨床医は、モルヒネは痛みを抑えても「モルヒネ中毒になってしまう」、「死期を早めてしまう」という誤解、偏見があって日本ではなかなかモルヒネの使用は進まなかった。その後、新しい知見が増えてきて、モルヒネの有用性について理解が進み、その使用量が非常に大きく伸びてきた。ちなみに、私が病院に勤務していた時には、疼痛を抑えるために最大1日量5g位のモルヒネを飲んでもらった患者さんがいる。当然、通常の人なら死に至る量であるが、疼痛を見ながら徐々に増やしていった結果である。この患者さんでは鎮痛効果が得られ中毒になることはなかった。

4 　疼痛治療におけるモルヒネの有用性

　ここで、最近のがん疼痛治療におけるモルヒネの有用性について書いてみる。世間の人々が最も心配しているのはモルヒネ中毒の危険についてだと思われる。多くの人はアヘンやモルヒネを使用することによって廃人になったという記事や写真などを見る機会があったと思う。また、覚せい剤中毒による事件などから薬物中毒は非常に怖いものであると教育されている。アヘンが古くから極めて強い依存性（その薬物が欲しくなる欲求、中毒発現性）を持つ薬物であったならば、その危険性からもっと早い時期に規制されたか使用されなくなっていたと思われるが、実際には欧州では長い時代使用されてきた。そしてア

ヘンによって中毒になった人はいるが、廃人になった例はほとんど報告されていない。よく調べてみると、私達が絵やテレビなどで見たアヘンによる廃人の例は、東南アジアや中国のものである。この欧州とアジアの違いはアヘンの使用法の違いによるものと理解されている。欧州ではアヘンを経口で服用あるいは皮下注射してきたのに対し、東南アジア、中国では喫煙が主流であった。アヘンを経口で飲むと腸管で吸収され、肝臓を通って全身血に入るので、モルヒネの大半は途中で代謝され、脳中枢系まで輸送されるのは比較的少なく、遅効性となる。一方、喫煙によってアヘンを摂取すると脳中枢系に集中的に吸収され、しかも速効性になると考えられる。この違いがアヘンの喫煙の習慣のなかった欧州ではアヘン乱用によっても深刻な社会問題にまでいたることはなく、東南アジア、中国では多くの廃人を生み出した原因と考えられている。南北戦争や普仏戦争で多くのモルヒネ中毒者がでたのは経口でなく注射として大量のモルヒネを使用したので脳中枢系に高濃度で移行した結果と考えられる。

　現在ではモルヒネ依存性と鎮痛作用に関する研究が進んできた。その結果、痛みを持たない状態で多幸感を目的にモルヒネを乱用すると約2週間程度で中毒を招いてしまう。しかし、痛みを訴える患者に使用した場合には精神的・肉体的依存性（中毒）はほとんど獲得しないことが理論的に分かってきた。俳人の正岡子規は結核菌による脊椎カリエスで激痛に悩まされ、晩年はモルヒネの投与で痛みを鎮めていたが、モルヒネを使用しても正岡子規は麻薬中毒にはならず、創作活動も最後まで支障なく行うことができた。他にも結核の痛みにモルヒネを使用した症例は珍しくないが、結核の完治後に中毒となって対処に

困ったという話は聞かない。ちなみに、私の妻も癌性疼痛を抑制するためにオキシコンチンというモルヒネと同類の薬を1日100mg（これは初回に飲むと中毒あるいは死亡するかも知れない量）を1年以上にわたって服用したが中毒にはならなかった。非常に都合の良い話であるがこの理論が分かってきたので次に書いてみる。

5 モルヒネの作用に関する最近の知見

　なぜモルヒネを痛みのある状態で使用しても中毒にならないのか。最近の研究結果を総合すると次のようになる。まず、アヘンの主成分であるモルヒネなど一連の類似化合物（これをオピオイドという）が身体の中に入った時に、脳の中にはオピオイドが結合する部分（受容体）、すなわちオピオイド受容体がある。このオピオイド受容体にはミュー（μ）受容体、デルタ（δ）受容体、カッパ（κ）受容体という3種類の受容体が存在することが分かってきた。鎮痛作用は3種の受容体すべてにあるが、徐々に効き目が弱くなってしまうという耐性や中毒を引き起こす精神的・身体的依存性獲得の作用はμ受容体とδ受容体にしかない。すなわち、μ受容体とδ受容体にモルヒネが結合すると耐性（効き目が弱くなる性質）や依存性が出てきてモルヒネ中毒となる。ここで、これらの3つの受容体はお互いに影響しあうことも分かってきた。κ受容体はμ受容体あるいはδ受容体の持つ耐性を上昇させる機能や、精神的・身体的依存を引き起こす機能を抑制することが分ってきた。さらに慢性の痛みのある状態では、κ受容体の機能が亢進した状態にあり、μ受容体、δ受容体に影響してこれらの受容体の持つ鎮痛

効果を促進する作用がある。これらのことから、慢性の痛みのある状態でモルヒネを使うと鎮痛効果が強く出て、しかも中毒になり難いことが明らかになった。痛みのない状態や外傷などによる急性の痛みではκ受容体の機能が亢進していないので、μ、δ受容体の作用が強く現れて精神的・肉体的依存を形成することがあるという理論が受け入れられている。正岡子規のように慢性の痛みでは依存は起こりにくく、南北戦争の軍人では中毒が続出したという事実もこれですっきりと理解できると思う。

6　薬としてのモルヒネを考える

　臨床で実際にモルヒネを上手に使用すると、モルヒネによって痛みから解放された患者さんは、痛みを我慢するという体力の消耗がなくなり、よく眠ることができ、食欲もでて、生活の質（QOL）が改善して寿命も延びるということが認識されてきた。がん疼痛治療におけるモルヒネの有用性については医療従事者の間では広く理解されるようになり、モルヒネの使用量も飛躍的に伸びてきている。今後研究が進めば副作用や依存性がなく、鎮痛作用の強力な薬が出現してモルヒネを使わなくてもよい時代が来るかも知れない。現在は同じ作用としてオキシコンチン、フェンタネストなどが開発され、使用されている。しかし、今なおモルヒネはがん疼痛治療の最上の薬の一つとして使用されている。

　今から5,000年以上も前に発見された薬物が、時代とともに評価が何度も変わりながら存在してきて、近年さらに新しい研究が進んで使い方などが変化し、その有用性が再認識されてき

た例としてモルヒネについて書いてみた。本質的に薬物に関する情報や知識、使いこなす技術があって初めて「薬」として有効に使用できるものである。そして薬に関する情報、知識、技術などは常に新しく変化していることを理解していただきたい。

第6章　みにくいアヒルの子
～特徴のある薬の開発～

　ほとんどの方は「みにくいアヒルの子」というアンデルセン童話をよく知っていることと思う。アヒルの巣の中でひときわ大きな卵から生まれた不格好な大きな灰色の羽毛のひな鳥が、他のアヒルの子に似ていないからという理由でいじめられる。ひなをかえした母親さえも他のひな鳥と比較する始末。逃げだしても他のところでやはり醜いといじめられ、人目を避けながらじっと一冬をすごす。生きることに疲れ切ったひな鳥は、殺してもらおうと白鳥が住む水地に行き、そこで初めて、自分はアヒルではなく美しい白鳥であった事に気付くという話である。

　なぜこんな童話を最初に書いたかというと、ちょうどみにくいアヒルの子のように、開発当初には周りからはさげすまされた薬物が、見方を変えて新しい適応では素晴らしい医薬品として大きく成長するという、この童話と同じような運命を経て、最終的に世の中で優れた薬として使用されている薬が多く存在していることを知って欲しい。

1　タムスロシン（排尿障害治療薬）

　前立腺肥大による排尿障害の症状を改善する薬剤として日本で最も多く使用されている薬に塩酸タムスロシン（商品名ハルナール）がある。現在は、非常に優れた排尿障害改善薬として評価されているが、この薬はもともと高血圧の治療薬として開発が開始された。この塩酸タムスロシンは、血圧降下作用は期

待されたほど強力でないことから、そのままでは開発が中止される可能性もあった。ところが、偶然、開発途中に臨床試験で服用した人のおしっこの出が良くなる効果があることが分かり、改めて新しい分野の排尿障害治療薬として開発を進めて完成した。この薬が排尿障害改善薬として広く使用されるようになり売上高が伸びるに伴って、排尿障害についての仕組みと薬の作用に関する研究もどんどん進歩してきた。そして他の排尿障害薬が続々と開発されてきた。塩酸タムスロシンを高血圧治療薬としてのみ評価していれば、開発が中止されて、現在のハルナールがないだけでなく、排尿障害の発症機序や膀胱・尿路系の薬の作用点（受容体）分布についての研究も今ほど進まなかったと思われ、排尿障害治療薬の進歩はもっと遅れていたと予想される。

2 クエン酸シルデナフィル（勃起不全治療薬）

クエン酸シルデナフィル（商品名バイアグラ）という薬は、血管を広げる作用があり、高血圧、狭心症の治療薬として開発を開始した。新しい医薬品を開発する時は、まず健康な成人ボランティアに服用してもらい、副作用がないかどうかを調べるが、ファイザー社がクエン酸シルデナフィルについて正常ボランティアで作用や副作用を調べた時に、血管拡張作用は弱く、高血圧、狭心症への効果は弱かったが、ボランティアの男性がほぼ全員勃起してしまうことが明らかになった。普通なら狭心症治療効果が少ないので、開発中止となる運命だった。ただ、その時優秀なスタッフが勃起させたという副作用を逆手にとり、勃起不全治療という効能を目標にして研究を進めた結果、

全世界でも類を見ないほどの売り上げを誇る医薬品になった。当時は勃起不全治療薬という分野はほとんど医薬品の開発から外れていた分野であった。クエン酸シルデナフィルの爆発的な売れ行きから、現在はクエン酸シルデナフィルに続くいくつもの勃起不全治療薬が開発・発売されている。クエン酸シルデナフィルはさらに進んで、前立腺治療薬としても使用されるようになった。ただし、クエン酸シルデナフィルはもともと狭心症治療薬として開発されたので、心臓の冠血管への作用を有する薬剤である。そのため、冠血管拡張作用のあるニトログリセリンなどと併用すると急激な血圧低下でめまい、ふらつき、失神などの症状が現れることがあるので、併用禁忌となっているが、これは最初の開発目的を考えれば当然のことである。

3　クロモグリク酸ナトリウム
　　（抗アレルギー薬）

　少し意味合いは違うが、世界で初めての抗アレルギー薬クロモグリク酸ナトリウム（商品名インタール）の開発も特異な経過をとった薬である。1950年代には、喘息治療としては気管支を拡げるタイプの薬しかなかった。それらの薬は気管支を拡げて一時的に発作を軽減するが、同時に心臓に対しても刺激作用が強く副作用が強いことが問題となっていた。そのため心臓に対して副作用のない喘息治療薬の開発が求められていた。当時は卵白アルブミンで感作したモルモットに卵白アルブミンのエアゾルを吸入させて、そのモルモットに喘息を引き起こして喘息治療効果を調べるのが通常であった。しかし、イギリスのベンジャー社（現在のアステラス社）の研究者アルトニャン博士

は、自分が喘息患者であることを利用して、自分で喘息誘発物質ハウスダストを吸入して喘息を起し、そこで候補の薬物を吸入して効果があるかどうかを試すという極めて危険な方法で試験をしていた。その結果、何百種類という多くの物質の中で、古くからヨーロッパで使用されていたアンミという植物の実の成分が喘息治療に効果があることが分かった。しかも、それまでの喘息治療薬と異なり、気管支を拡張する作用がないのに発作前に吸入すると発作を予防できるという、まったく新しい作用を持つ薬物が見つかる寸前であった。しかし、「喘息治療は気管支拡張薬である」という判断から、会社はこの研究を打ち切ってしまった。このままではインタールは世の中に出る道はなかったが、研究を打ち切った会社が他の会社に合併吸収された際に偶然親会社の目にとまり、研究が再開された。しかし、ここでもまた壁にぶつかってしまった。それは丁寧に合成して精製した薬物を試してみたところ、まったく効果が見られなかった。ここでも開発をあきらめずいろいろ調べてみると、なんということか、結局それまで効果を発揮していたのは、合成した物質に含まれていた不純物のクロモグリク酸ナトリウムだったことが分かった。そしてやっとクロモグリク酸ナトリウムが薬として日の目を見ることになった。これが世界初の喘息予防薬インタールが開発された経緯である。その後にインタールは体の中でアレルギーの原因となるヒスタミンという物質の放出を抑えるという新しい作用があることが分かった。その後の抗アレルギー薬の開発・発売は数多く、目を見張るものがあるが、このインタールの成功が引き金になっている。ちなみに、インタールを生み出したアルトニャン博士は、長年の抗原吸入誘発テストがたたり、持病の喘息が悪化して、結局65歳で

亡くなってしまったということである。

　このインタール開発の経緯を「みにくいアヒルの子」の発想でみると開発中止の危機が2回あった。まず、喘息治療薬は気管支拡張薬であるという考え方にとらわれた時に見捨てられそうになった。次に、純度を上げたら効果が見られなかった時にも、不純物が薬効を現す本体であることに気がつかなければ開発は中止されたと思われる。インタールは、この2回の逆境をみごとにクリアして世界的・歴史的な薬になることができた。その後の抗アレルギー薬の発展には目を見張るものがあり、私達はその恩恵にあずかっている。

4　カルシウム拮抗薬（血圧治療薬）

　最初は一つの適応症で使用されていて、その副作用から新しい分野の薬として開発された薬がある。最初に思い出すのがカルシウム拮抗薬という薬である。カルシウム拮抗薬のニフェジピン（商品名アダラート）は心臓に栄養を与える冠状動脈という血管を拡げる作用を利用して狭心症の治療薬として発売された。その後、この薬を飲むと副作用として、めまい、立ちくらみの訴えが非常に多くあることが報告された。いわゆる起立性低血圧を引き起こすのである。それで日本のある医師が「これは血圧の薬として使用できるのではないか？」と高血圧患者に投与して実際に血圧が低下することを見出した。ニフェジピンは、心臓の冠状動脈だけでなく、全身の細動脈の血管も広がるのである。それを基に発売会社のバイエル薬品が血圧降下薬として開発を進めた。カルシウム拮抗薬は血管を拡張させるという作用機序から、高齢者にも確実に降圧作用が得られ使いやす

い血圧降下薬であるとして適応症を取得した。さらに現在は同じ血管拡張作用を持つ多くのカルシウム拮抗薬が開発されて、全世界で最も多く使用されている高血圧治療薬となっている。

5 フィナステリド
（前立腺肥大症治療薬、男性型脱毛症治療薬）

　男性型脱毛症の進行遅延、分かりやすくいえば「はげ予防薬・抜け毛予防薬」として有名なフィナステリド（商品名プロペシア）は男性ホルモンの活動を抑制する前立腺肥大症治療薬として開発されて使用されていた。発売前の臨床試験期間中、そして発売後の市販後調査からフィナステリドには毛根に作用して育毛効果があることが見つかった。実際には前立腺肥大症に使用する用量の１／５の量を飲んでも発毛効果が現れたのである。前立腺肥大症の患者さんから見たら副作用である多毛症が、男性型脱毛症に悩んでいる人にとっては嬉しい効果だったのである。

　以上のように、薬は、一方から見るとみにくいアヒルの子であり、他方から見ると美しい白鳥であるという多面性が見えてくることがある。

　私たちは薬の本質をしっかりと認識して、その薬の効果を最大限有効に利用して、副作用を最小限にする努力をしなければならない。一方だけを見て「みにくいアヒルの子」と簡単に決めつけたり、あるいは「まったく欠点のない美しい白鳥」とやみくもに賛美したりするということは避けたいものだと感じる。

第7章　華岡青洲の妻
～薬の開発と人体実験～

　古くなるが、2005年のNHK金曜時代劇に「華岡青洲の妻」というドラマがあった。世界で初めて全身麻酔薬を開発した紀伊（和歌山県）の医師・華岡青洲とその妻の物語である。多くの資料には、華岡青洲は1804年（文化元年）、大和国宇智郡五條村の藍屋勘という60歳の女性に対し、世界で初めて全身麻酔下で乳癌摘出手術に成功したとの記載がある。中国やインカ帝国の記録にも全身麻酔の記録はあるようだが、実例として証明されているのは華岡青洲の通仙散による全身麻酔が世界最初ということになる。エーテルによる全身麻酔の40年以上も前のことである。

　通仙散は曼陀羅華（まんだらげ）、草烏頭（そううず：トリカブト）、白芷（びゃくし）、当帰（とうき）、川芎（せんきゅう）などから作られているので、毒性の高い薬だったと考えられる。その通仙散が完成するまでに人体実験で母親が亡くなり、妻は失明するという大きな犠牲のもとに世界的な開発がされたわけである。小説やドラマでは母親と妻だけが犠牲になっているが、実際には親族が自ら次々と実験体に名乗り出たというのが事実と書いている書物もある。ともあれ、多くの人体実験が行われた結果、やっと通仙散は完成した歴史がある。

　通仙散だけでなく、世界では薬の開発に対して古くから人体実験が行われてきた歴史があり、多くの尊い犠牲があったことは事実である。ジェンナーが牛痘種痘法の開発でまず自分の子供を実験に使ったといわれているのは少し事実とは異なるよう

で、最初に実験台になったのはジェンナー家の使用人の8歳の息子だったそうである。乳搾りの女が牛痘に罹って手に水泡（膿瘍？）ができたので、その水泡の液体（膿）をその男の子に何回か接種した。そしてその男の子に天然痘を接種しても天然痘には罹らなかった。そして、次にこの成功を明らかにするために、8人の子供に接種したが、この中にジェンナーの次男ロバートも含まれていたというのが本当のようである。これらは成功したからよいものの、失敗したら大変なことだったと思う。いずれにしても薬の開発には子供まで巻き込んで苦労しながら開発をしてきたことがしのばれる。

この様に昔は無秩序に、といっても当時の社会の許す範囲の中で人体実験をしてきたことが伝えられている。現在は新しい薬を開発する時は人体実験をしていないのかというと、薬の開発には人体実験は外すことができないものである。ここで、現在の新薬の開発とそれに伴う人体実験について書いてみる。

1　前臨床試験（動物試験）

新しい薬の候補を見出したら、人に使用する前にまず動物に対して毒性および効果、安全性などについて調べる必要がある。この動物実験には、薬効－薬理試験、一般薬理作用試験、単回投与毒性試験、反復投与毒性試験、生殖・発生毒性試験、遺伝毒性試験、がん原性試験、依存性試験、抗原性試験、局所刺激試験、皮膚感作性試験、皮膚光感作性試験など非常に多くの動物実験が行われる。しかも、これらの試験は、試験成績の信頼性を確保するために、GLP（Good Laboratory Practice：優良試験所基準）という国の基準に基づいて実施さ

れる必要がある。

2 臨床試験（治験）

 動物実験で効果と安全性が認められたら、やっとそこから人間で有用性（有効性と安全性）を確かめる試験が行われる。人での有効性と安全性について調べる試験を臨床試験と呼んでいるが、厚生労働省から薬（正式には「医薬品」という）として承認を受けるために行う臨床試験は一般に「治験」と呼ばれている。これは人体実験の一種になるが、薬の誕生に「治験」は必要不可欠となっている。この治験は第Ⅰ相から第Ⅳ相までの4つの段階が行われる。

 治験第Ⅰ相試験では、健康な少数のボランティアに薬を使用してもらい、薬の安全性や副作用などについて調べる。その薬がどの様に吸収されて体内に入るか、体内に入った時の分布、体内で代謝されるなどの変化、体内からどの様に排泄されて体外に出るかなどについて観察する。そして様々な投与量や投与法などについても確かめる。

 第Ⅱ相試験では、その薬物が初めて患者に投与される試験で、用量設定などを探索する試験であるため、探索的試験とも呼ばれる。この第Ⅱ相試験は、前期試験と後期試験に分けられる。前期試験は、少数の患者で第Ⅰ相試験と同じく、その薬物の吸収、分布、代謝、排泄などを確認する。後期試験では、適応症の明確化や第Ⅲ相試験の用量設定を行う。すなわち、この薬物が有効性と安全性を得るために必要な投与量を明らかにして、第Ⅲ相試験の妥当性を調べるのが第Ⅱ相後期試験である。実際には、対象となる病気の比較的少人数の人に対して、実験

段階の薬であることをしっかり説明して承諾をとった上で臨床試験が行われる。だいたい200人から500人規模で行われることが多い。ここでは副作用の確認も重要であるが、どちらかというと薬の効果の確認が大きな目的になっている。次の第Ⅲ相試験の予備試験という意味合いもある。

第Ⅲ相試験では、いよいよ対象となる病気の人に対して、ここでも実験段階の薬であることをしっかり説明して、同意をとった上でなるべく多くの患者さんに対して薬候補の薬物を投与する。数千人規模の大規模な試験となることが多いが、これは病気の種類によって異なってくる。開発中の薬あるいは偽薬（プラセボと呼ばれる効果のない薬）を使用して、その効果や副作用を比較検討する。実際には偽薬を投与すると病気が悪くなる危惧もあるので、標準薬といわれる通常使用されている薬と比較することが多い。

最近は、患者さんも投与する医師も試験薬か偽薬（標準薬）か分からないように投与して、効果を判定した後にどちらを投与したのかが明らかになる二重盲検法という方法で投与することが多くなっている。これらの臨床試験の結果を、厚生労働省に提出し、許可機関が医薬品として承認するかどうかを決める。ここで承認されて初めて医薬品として発売することができる。

国が承認したことで医薬品は製造販売され広く使用される。第Ⅲ相試験よりもさらに多くの患者さんに投与されることにより、それまでの臨床試験では発見できなかった新しい副作用を見つけたり、長期投与した時の効果や副作用の起こる割合を調べたりすることができる。厚生労働省は、発売後も副作用などについて確認するように調査を義務付けている。この発売後の

調査が、市販後調査（第Ⅳ相試験）といわれるものである。

この臨床試験については、日本では「医薬品、医療機器等の品質、有効性及び安全性の確保等に関する法律」（薬機法）の規定に加えてGCP（Good Clinical Practice：医薬品の臨床試験の実施の基準）が施行されて規制されている。この基準では臨床試験に参加する被験者には、その目的や方法・予想される効果や副作用などを説明したうえで、自由意思による同意を得ること（インフォームド・コンセント）を求めている。また、臨床試験を公正に実施するための規定として、被験者の自由参加を確認する審査委員会の設置や、事前に提出した計画書どおりに実施されているかどうかの監査などを行うことなどが細部にわたって義務づけられている。

この様に、医薬品は人の健康に非常に大きな影響を与える物質であるため、その研究、開発だけでなく、製造から販売後までの一連の流れについて、多くの規制・基準が存在している。すなわち、医薬品が研究・開発される段階から、患者さんへ渡り、使用された後まで、その安全性の確保を維持する目的で法的整備がされている。

この様に医薬品の開発は化合物の探索から始まるが、まず、最初の動物実験に関して「非臨床試験の実施の基準（GLP）」に基づいて行う必要がある。そして人を対象とした臨床試験（治験）では「医薬品の臨床試験の実施の基準（GCP）」に基づいて行う必要がある。そして承認後も製造、品質管理、出荷・卸販売、そして再審査・再評価まで非常に多くの基準によって規制されているのが現状である。

3　薬の開発と倫理

　現在の薬の開発研究がこのような複雑で多くの基準が必要になったのは、歴史的に倫理に反した人体実験が非常に多く行われてきたという背景がある。最悪で有名な例としては、第二次世界大戦中にナチスがユダヤ人を使って行った多くの人体実験がある。多くの薬品の人体に対する影響だけでなく、他に組織再生実験、組織移植実験、気圧実験、冷水実験、マラリア実験、マスタードガス実験、海水実験、黄疸実験、断種実験、チフス実験、猛毒実験、焼夷弾実験、仮病対策の実験、頭蓋骨と骨の収集、電気ショック実験、子宮癌の早期診断法の実験、肝臓萎縮に関する実験、血液確定実験、敗血病実験などなど残虐な人体実験が膨大な数で行われた歴史がある。

　この残虐かつ非人道的な人体実験を裁くため、1946年にドイツのニュルンベルグで裁判が行われた。この判決に基づき、人体を用いて試験を行う際に遵守すべき10項目の基本原則を定めた「ニュルンベルグ綱領」が1947年に作られた。この綱領の中で中心となるのは、①人間を対象とする必然性があること、②科学的・医学的に妥当であること、③対象者から（強制されない）自発的な同意を得ることの３つの原則であった。このことからこの綱領は人体実験を禁止したものではなく、医学的研究のための被験者の意思と自由を保護する原則を示したものであった。その後、ヒトを対象とする医学的研究についての倫理的原則を示したものとして、1964年にフィンランドのヘルシンキで開催された世界医師会において「ヘルシンキ宣言」が採択された。現在では、世界各国でこのヘルシンキ宣言の基本的倫理に基づいて被験者に被害が起きないように配慮をしながら治

験を行い、薬が開発されている。

　しかし、このように薬の開発に厳しい規制がなされても事故はなくならず、日本においてキセナラミン事件というものがあった。1963年製薬企業の興和において半強制的に社員を被験者として新しい抗ウイルス薬キセナラミンの第Ⅰ相試験を行い、副作用被害で17名が入院して、うち１名が死亡したという事件である。社員が人権侵害を申し出て、法務省の勧告により会社による補償がなされた。当時は自分の会社の社員を対象として治験を実施することは珍しくなかった。会社の上司から頼まれたら断ることは極めて難しく、さらに副作用の訴えを上司に無視されたことなどから、今では考えられない状況にあったと想像できる。それから３年後の1966年には南光病院事件が明らかになった。この病院で精神障害者を対象に新薬エピアジンの人体実験が行われ、約20名が副作用被害を受け、３名が死亡したという事件である。この時、患者のカルテにはエピアジン投与の記載はなかったということから、これも現在では考えられない状況である。

　しかし、南光病院事件から40年を経た2006年３月13日にはイギリスのすべての新聞の１面に、治験による薬害が掲載されてしまった。ドイツの製薬企業TeGenero社が開発した「TG1412」の第Ⅰ相試験による事件であった。TG1412はモノクローナル抗体で、慢性関節リウマチや白血病向けの抗炎症薬として開発が試みられていた。イギリス北西部ロンドン郊外の病院でボランティア８名中６名にTG1412が投与されたが、６名全員が非常に重篤な多臓器不全になり集中治療室に運ばれて治療を受けたという事態になってしまった。イギリスでは、現在でもこのような健康ボランティアを募集して臨床試験を行って

いる専用病棟は結構存在し、身体に自信のある人や、報酬が良いために手っ取り早くお金が欲しい人のアルバイト先になっている面があるようで、今後も絶対に事故がないという保証はない。日本では、法律で国民全員が健康保険に加入している（これを国民皆保険制度という）が、この制度を実施している国は全世界では数少ない。イギリスも皆保険制度ではなく、病気になったら自分が加入している健康保険を使用するしかない。イギリスはじめ諸外国では保険に加入していない人も多く、病気になった場合に無料で謝礼も貰える臨床試験に参加する患者さんが多いのも事実である。

　近年、一つの優れた医薬品を開発するとその製薬会社の業績は飛躍的に伸びるという事例が非常に多く見られてきた。そのため、世界の製薬会社は薬の開発・研究に膨大な費用を注ぎ込んで新しい優れた薬を生み出そうと必死に研究を進めている。現在では、一つの優れた医薬品には200億円を超える開発費と20年以上の開発期間が必要であるといわれている。競争が過度になり過ぎると、時として倫理を脱した開発に向かう可能性が否定できないが、現在は人を助ける薬の開発に犠牲が発生することのないように常に倫理を心におきながら開発が進められている。

第8章 薬害から学ぶ

　現在、日本で使用されている薬は、激しい開発競争の中で膨大な開発費を費やしながら見出され、やっと世の中に出てきた医薬品がほとんどである。その薬の開発過程では開発時に被験者に使用してその効果や安全性を確かめるために一定以上の被験者に使用して、安全性は一応確保されていると判断して申請する。そして、その申請に基づいて製造販売の許可が下り、はじめて薬として使用出来るわけである。

　医薬品開発の段階では、有効性と安全性が十分にあると確認した形で初めて製造・販売許可がおりるわけである。しかし、開発時にいわゆる治験として実際の患者さんに使用する症例数は、200〜1,000症例であることがほとんどであり、その症例数で製造許可を判定するわけである。製造・販売後は非常に多くの患者さんが使用ので、研究・開発時の症例数は、市販後の使用数に比べてきわめて少ないものであることは十分に理解できると思う。

　ある医薬品が製造・販売され、飛躍的に多くの患者に使用されることによって、研究・開発の段階では想像もつかなかった副作用が現れる場合がある。この時に、注意深く、そして迅速に対処しないと、多くの犠牲者が出て、大きな社会的不利益を被ることがある。これが、いわゆる薬害といわれる事件として、今までに何度も繰り返されたという歴史がある。ここで、日本における代表的な薬害について書いてみる。

1 サリドマイド事件

　このサリドマイド事件は、日本の薬害の原点となる薬害である。サリドマイドは、安全な鎮静・睡眠薬として開発され、1957年ドイツで、そして日本では1958年（昭和33年）に発売された。このサリドマイドは不眠症、手術前の鎮静、胃腸薬や妊婦のつわり治療まで幅広く使用された。その結果、四肢の全部あるいは一部が短い、いわゆるアザラシ肢症などの独特の奇形をもつ新生児が多数生じたという催奇形性に関する事件である。

　ここでは「事件」と書いたが、まさにこれは「事件」なのである。まず、この薬は睡眠薬として開発されたが、日本では睡眠薬の他に胃腸薬にも配合された。胃腸薬へ配合する意味（効果）は何だったのか未だによく分からないが、妊婦のつわりなどにも効果があったのかも知れない。日本人は薬好きで、多くの妊婦も疑いなくこの薬を飲んだと思われる。そして1961年11月に欧州など各国では奇形の原因としてサリドマイドが疑わしいとの警告が発表されてサリドマイドの販売停止と回収が行われた。一方、日本では危険性が指摘されて外国が回収した後も販売が続けられ、やっと1962年9月に世界に半年以上遅れて販売が停止された。しかし、販売停止後も徹底した回収はなされなかったので、服用した人もいて被害が多くなってしまった。サリドマイド被害者は世界で数千人にのぼるといわれ、日本では約1,000人と推定されている。ちなみに日本で正式に認定された被害者は309人だけであったが、いずれにしても世界で最も多いサリドマイド被害者が日本で発症したわけである。迅速に適切に対処すれば、もっと少ない被害で済んだことを考えると、やはり「事件」と書かざるを得ない。このサリドマイド薬

害以来、妊婦が薬を飲むことを極めて怖がる傾向になった。

2 スモン（キノホルム薬害）事件

　スモン事件は整腸剤キノホルムが原因となった薬害である。スモン（SMON）という言葉は、亜急性・脊髄・視神経・抹消神経障害subacute myelo-optico-neuropathyの略称からできた言葉である。激しい腹痛を伴う下痢、足裏から次第に上に向かってしびれ、痛み、麻痺が広がり、ときに失明など視力障害をおこす疾患である。キノホルムという薬が原因と判明してから、患者の推計数は約11,000人とされ、国および製薬会社を訴訟した原告数は7,561名、和解で補償を受けた被害者は6,470人、和解額は約1,430億円にのぼる我が国でも最大規模の薬害であった。

　キノホルムは、1900年（明治33年）に優秀な創傷消毒薬の外用剤としてスイスで開発、販売された薬で、日本でも使用されたきわめて古い薬である。その後、飲んでも体内には吸収しないという情報もあり、1933年に飲み薬としてアメーバ赤痢に有効であることが報告された。アメーバ赤痢のみに限定されていればせいぜい1週間程度の服用ですむので、薬害にはならなかったと想像される。しかし、その後その製薬会社はキノホルムを胃腸薬、止瀉薬、整腸薬として宣伝し、結果として大量のキノホルムが広く使用される事態になった。1939年（昭和14年）には第5改正日本薬局方に収載され、副作用のない薬として100種類以上の医薬品に配合された。使用量が増えていき、ひどい場合は、キノホルムの副作用である胃腸障害に対してもキノホルムが投与されるという悪循環があったということである。

そして、日本では1955年頃からスモンが散発するようになり、1960年代後半から急激に発生してきた。厚生省は1969年に病因と治療研究のため「スモン研究協議会」を組織したほどである。最初はスモンの原因が不明で諸説が流れ、1970年に朝日新聞で京都大学井上助教授がウイルスの電子顕微鏡写真を添えてウイルス感染説を発表した。このウイルス説の時代にはスモン患者さんが著しい差別を受けて自殺者が出たという。しかし、ウイルス説は否定されて、同じ1970年に東京大学田村善蔵教授（病院薬剤部長兼任）が、スモン発生時に緑色の舌苔、緑色便、緑色尿が見られ、その緑の原因物質がキノホルムと鉄のキレート（錯化合物）であることを証明した。その直後（1970年）に、新潟大学脳研究所の椿教授が疫学的調査を行い、スモン患者の大部分がキノホルムを服用していることを明らかにして、キノホルムはスモンの発症や重篤化に深い関係があると発表した。

　キノホルムは明治時代から使用されている薬である。最初は外用殺菌剤であったが、これを内服にして、さらに効能が広がって長期間継続服用するようになってしまった。日本人は薬を好んで服用する習性があることなどが背景にあるにしても、詳細で緻密な薬物情報の更新がないまま使い方が変化した結果、スモン事件が発生してしまったのである。

3　筋短縮症事件

　成長期の子供に抗菌薬や鎮痛解熱薬を頻繁に筋肉内注射したことが原因となり、注射した場所の筋肉組織が破壊され、運動機能に障害が現れるという症例が多く発生してしまった。注射の部位によって、大腿四頭筋短縮（太もも）、三角筋短縮症

（肩）、上腕三頭筋短縮症（腕）、殿筋短縮症（尻）などの種類がある。これが筋短縮症事件である。

　1973年（昭和48年）に山梨県において大腿四頭筋短縮症の集団発生があり問題化したが、よく調べてみると、第二次世界大戦終戦直後の1946年（昭和21年）に森崎直木東大教授が大腿四頭筋短縮症の症例を報告している。1947年にはすでに注射が原因と推定されていたとの報告もある。15年後の1962年静岡県伊東市で発生した大腿四頭筋短縮症は泉田病と呼ばれ、さらに1969年福井県今立町で多発した大腿四頭筋短縮症は今立病と呼ばれたが、いずれも筋肉内注射が原因と考えられる大腿四頭筋短縮症である。その後、多くの調査をしてみると、1971年当時の整形外科医の間では、注射によるものであることがほぼ定説化されていたという情報も出てきた。その当時の整形外科医師達が注射を繁用していた小児科、産科、内科医などへの遠慮・配慮が世間への公表を逡巡させて被害を大きくしたとも考えられる。今では考えられない医療情報の取り扱いである。

4　クロロキン事件

　クロロキンは、1934年にドイツのバイエル社がマラリアの薬として開発したが、毒性が強いので開発を中止していた。しかし、1943年にアメリカがマラリアの特効薬として短期間の服用を認可した薬である。その後、1958年（昭和33年）に日本の製薬会社が腎炎の適応を取得して発売した。続いて慢性関節リウマチ、気管支喘息、てんかんに適応を拡大した。1961年には慢性腎炎の薬として大々的に販売を開始した。1962年にアメリカ食品医薬品局（FDA）はクロロキンによる網膜症の危険警告書

を配布したが、日本では販売を続けた。その結果、クロロキンの長期投与によって、視野のごく中心部しか見えないクロロキン網膜症が発生した。厚生省は1969年になってようやくクロロキン網膜症の添付文書への記載を指示したが網膜症はその後も発生した。1971年にクロロキン網膜症被害が社会問題化して、1973年にクロロキン訴訟が提起されて、1974年にやっとクロロキンは製造中止になった。1976年に腎炎には有効性がないと判定されて日本薬局方から削除されたという経緯になっている。被害者は1,000～2,000人とされていて、しかも、1965年当時にクロロキンを服用していた厚生省課長が、アメリカのクロロキン網膜症の副作用を知り、服用を中止していたことが後の裁判で明らかになったということまで露呈してしまった。本来は抗マラリア薬で使用量は限られているクロロキンを、日本の製薬会社は慢性腎炎や慢性関節リウマチ、てんかんなどへの根拠に乏しい適応症を申請して適応拡大が行われた。その結果、使用量が増加した。さらに網膜症の危険がFDAで指摘されても継続使用したことなどが重なり被害者が拡大してしまった事件である。

5　薬害エイズ事件

　血友病は、遺伝的に患者血液の中に血液凝固因子（第Ⅷ因子、第Ⅸ因子）が欠乏あるいは少ないために、出血すると止血が難しくなる疾患である。血友病Aは第Ⅷ因子が、そして血友病Bは第Ⅸ因子が欠乏している。この血友病患者の出血を止めるあるいは予防するための特効薬として、他の人から得られた血液から凝固因子を取り出して製造する血液製剤がある。日本では最初は日本人の献血血液を凍結させてから凝固因子を取

り出して製造していたが、1970年代後半に入ると、アメリカから簡便な濃縮凝固因子製剤が安く輸入されるようになり、大量に使用されるようになってきた。アメリカでは献血だけでなく売血も使用され、さらに最初は濃縮しただけで加熱処理はしなかった。これらの非加熱製剤のなかにヒト免疫不全ウイルス（HIV）が含まれていたために、日本の血友病患者がHIV感染して、その中でエイズを発症してしまったのである。1981年（昭和56年）にアメリカで初めてエイズ患者が報告され、1983年にはアメリカ、西ドイツ、カナダ、フランスでHIVウイルス不活性化のための加熱製剤が承認されて使用された。しかし、日本では1985年まで非加熱製剤を大量に継続使用してしまった。1985年に最初の日本のエイズ患者が報告され、その後の厚生省の調査では、4,000～5,000人の血友病及び類縁疾患の患者のうち1,771人がHIVに感染し、うち418人がエイズを発症したと報告している。じつに全血友病患者の約3～4割が被害者であるという事件は大きな社会問題となった。

　この薬害について考えて見ると、アメリカで非加熱血液製剤の危険性が指摘され、明らかになってからも、医師はその危険性を患者に告知せず、製薬企業も漫然と非加熱製剤の輸入と販売を続け、厚生労働省はなんの対策もとらなかった。医師がHIV感染を患者に告知しなかったために、患者の配偶者などに二次感染が生じた事例もさらに大きな被害となり大きな問題になった事件である。

6　C型肝炎事件

　エイズ事件は血液製剤によって引き起こされたが、これと同

じく血液製剤のフィブリノゲン製剤がウイルスに汚染されて発生した薬害にC型肝炎事件がある。フィブリノゲン製剤は、低フィブリン血症の治療の適応を得て1964年（昭和39年）に発売された血液製剤である。フィブリノゲンは血液凝固因子の一つであり、この濃度が低下している「低グロブリン血症」患者では出血傾向が強くなる。低フィブリノゲン血症には先天性のものもあるが、播種性血管内凝固症候群（DIC）や産後の大出血などに起因する後天性のものもある。

　1987年に青森県三沢市の産婦人科医から、フィブリノゲン製剤によって、妊婦に肝炎が発生した症例が複数報告されて問題となった。じつは、10年前の1977年にアメリカFDAは肝炎ウイルス感染の危険性が高いとしてフィブリノゲン製剤の承認を取り消したが、その情報は発売元のミドリ十字の社内では回覧されたが、厚生省には報告はしなかったという。ちなみに当時は、C型肝炎ウイルス（HCV）は発見されていなく、1989年に初めてHCVの存在が確認された。しかし、それまでに輸血による肝炎が多発しており、未知のウイルスの存在が疑われていた時代である。厚生省は1987年ただちに非加熱製剤の回収を始めて、10日後には加熱製剤を承認した。さらに、厚生省は適応を先天性疾患に限定するように製薬会社に提案したが、産婦人科領域の団体は後天性疾患の適応を残すように要望するなど混乱があった。2000年代になって報告された製薬会社の試算では、汚染されたフィブリノゲン製剤投与で、29万人に投与されて少なくとも１万人が感染したということである。

　現在は、輸血用血液を含め血液製剤はHCVが混入しないようにドナースクリーニングを行った献血から製造している。

7　ソリブジン事件

　ソリブジンは、抗ウイルス薬のひとつで、単純ヘルペスウイルス、水痘・帯状疱疹ウイルスなどに有効で、現在使用されているアシクロビルより抗ウイルス作用が2,000～3,000倍強いと期待されて1993年（平成5年）に帯状疱疹の適応症で発売された薬である。私も治験の段階から発売を楽しみにしていた一人である。

　ところが、1993年9月に発売してからわずか1か月で15人の死者を出してしまった。いずれもフルオロウラシル（5-FU）系抗がん薬との併用によって重篤な骨髄抑制による副作用で死亡に至った症例である。このフルオロウラシル系抗がん薬との併用で副作用が出現することは、すでに治験の段階で分かっており（3名死亡）、注意するよう添付文書にも記載してあった。しかし、医師はこれ程の重篤な副作用の出現は予想していなかったと思われる。また、がん患者は、抵抗力が弱いのでヘルペスウイルスに易感染性である背景もあって、ソリブジンががん患者に投与される比率が高く、被害を大きくしたと思われる。

　厚生省は、直ちに抗がん薬と併用しないように3日間の連休中に全医療機関に情報を伝達するよう企業に指示したが進まなかった。10月18日に緊急安全性情報の配布を始めつつ、11月1日には自主的な製品の回収を開始した。その後の調査で、開発や審査の段階においての問題点が明らかになった。また、大部分の医療機関が被害者に併用による事実を知らせていないことが明らかになるなどの不祥事が見つかった。厚生省は1994年に薬事法違反に対して業務停止処分、承認事項の一部変更命令を出し、その後、企業は承認を整理して販売を中止した。私はこ

のフルオロウラシル系抗がん薬との併用をしっかりと把握して禁忌とするなど適切な使用を促していれば、現在でも優秀な薬として残っていたと個人的に思っている。

8　薬害から学ぶ

　日本における代表的な薬害について書いたが、この他にも多くの薬害が起きてきた歴史がある。この薬害が起きるたびに「薬害根絶」が叫ばれが、また新しい薬害が引き起こされてくる根底には、日本の薬事行政や製薬産業、そして日本社会の構造的な問題が存在しているといえるのかも知れない。いつも被害者は何も知らない患者であることが深刻な問題である。薬の歴史を考えると、数え切れない薬害が発生しているが、今回例としてあげた薬害のいくつかは、開発当時の情報を信用し、副作用が報告された後も、一部の関係者は当該医薬品が原因となっていることを知りつつ、公表を恐れることにより、さらに被害が拡がるという共通点がある。

　ここでは、病気を治療して人類へ恩恵を与えるべき医薬品が、その取扱いを間違う、あるいは利益を追求しすぎることにより、非常に大きな社会的被害をこうむる例について書いた。現在の薬は多くの基準に基づいて、有効性と安全性を確認しつつ、慎重に研究・開発されて製造されている。しかし、販売された後も薬を使う時にしっかりと安全性を確認しながら使用していく必要があることを分かっていただきたい。多くの人への使用頻度と使用量の増加に伴って、その薬に関する知識・情報は、刻一刻と常に変化し続けている。

第9章 薬に関する知識・情報は常に変化する

　薬害が起きた時に振り返ってみると問題となるのは、使用している時点でのその薬の安全性に関する知識・情報が不足していたこともあるが、新しい知識・情報が分かった時に対処が遅かったことで被害が大きくなった事例もある。薬は非常に多くの知識と情報を持っているが、この知識と情報をしっかりと把握して利用することが必須となる。難しいのは、この薬についての知識・情報は常に新しく変化しているということである。ここでは薬についての知識・情報の変化について、幾つかの例を挙げて書いてみる。

1　サリドマイド

　前の薬害で書いたサリドマイドは、最初は安全性の高い鎮静・睡眠薬として開発された。その後、神経性胃炎にも有効でさらに妊婦のつわりにも有効であるということになり、広く使用されるようになった。サリドマイドについての知識・情報が途中から変わったわけである。そして、その後に奇形児誘発の危険があることが分かり1962年に発売中止となった。「安全性の高い睡眠薬」が「悪魔の薬」になったわけである。このサリドマイド事件以前には薬が原因になって奇形児が生まれるという認識は非常に少なかったので、この事件以降は「妊婦が薬を飲むと怖い」と非常に敏感になった。敏感になり過ぎて一部の妊婦は「薬を飲んでいたので堕胎したい」と盲目的に恐怖を訴

える事態もあった。その後の研究で、現在ではこのサリドマイドは妊娠初期の妊娠週4～7週が極めて危険で、16週以降に飲んでも奇形児は生まれないということが分かっている。ちなみに、この妊娠週4～7週が危険な時期であることはほとんどの薬に当てはまることが分かってきた。

　このサリドマイドが発売中止になってからも研究は進んで、発売中止から約40年後の1998年にアメリカでハンセン氏病に伴う結節性紅斑、2003年にオーストラリアとニュージーランドで多発性骨髄腫の適応が認められた。日本でも使いたいという患者の強い希望がでてきて個人輸入が年間数十万錠と増えてきた。このままでは危険であることも背景に、日本でも2008年に標準的な治療の効果が不十分、または再発した多発性骨髄腫の治療薬として再び承認された。当然、妊娠の可能性のある婦人には禁忌で、男も服用中・服用後1年は子供を作らないなどの規制がある。これらをしっかり守って使っているので、現在はサリドマイドによる奇形児は生まれていない。サリドマイドに関する知識と情報について考えてみると、「安全性の高い鎮静・睡眠薬」が変化して「悪魔の薬」になり、さらに多発性骨髄腫に有効な薬という情報が加わり、現在は有効・安全に使用されていることになる。

　ちなみに、現在、妊婦が服用すると奇形児が生まれる危険性のある薬がいくつか販売されている。例えば、乾癬という皮膚病に使用する角化症治療剤エトレチナートはビタミンAと類似した化学構造を持ち、催奇形性が認められている。ビタミンA自体も高濃度では催奇形性がある。その他、リウマチに使用されるメトトレキサート、ミゾリビン、シクロフォスファミド、子宮内膜症治療薬ダナゾールなども添付文書に催奇形性に注意

の記載がある。新型コロナウイルス治療で一時注目されて治験を行った新型インフルエンザ治療薬ファビピラビル（商品名アビガン）などにも動物実験から催奇形性の危険があるとされた。これらの薬を使用する際には、危険性をしっかり知って使うことが重要になっていて、その危険性を避けながら有効に使用されているのが現状である。

2　ホパンテン酸カルシウム

　1978年（昭和53年）に、子供の精神発達遅延に伴う意欲低下の治療薬として、初めてホパンテン酸カルシウム（商品名ホパテ）という薬が発売された。発売5年後の1983年には、脳血管障害後遺症の改善薬として新しい効能が認められ、飛躍的に売り上げが伸びた。その後、ホパンテン酸カルシウムと同等の有用性があるとして同じような薬が脳循環代謝改善剤という名前で次々と開発・販売され、これらはさらに痴呆症に有効であるとして非常に多く使用され一世を風靡した時期がある。

　しかし、その後ホパンテン酸カルシウムの使用量が増えてくると、その副作用で11人が死亡したことが分かってきた。そしてホパンテン酸カルシウムは、その副作用から1989年に普通薬から劇薬に指定されたこともあり、徐々に使用量が減少してきた。さらに他の脳循環代謝改善薬は、痴呆症には効果が無いという臨床試験結果がでたのである。結局1998年にはホパンテン酸カルシウムはじめ、これらの脳循環代謝改善薬はすべて承認取り消しとなってしまった。

　子供の精神発達遅延に伴う意欲低下治療薬が、痴呆症に有用性があると変化したことから、ホパテから始まって、最盛期に

は年間700億円、発売中止されるまでに総額8,000億円の売り上げがあった脳循環代謝改善薬が、痴呆症に効果が認められないという知識・情報に変化して発売中止になったことは、本当に驚くべきことである。

3　インターフェロン

　私達がウイルスに感染すると、体内ではインターフェロンという物質が産生される。インターフェロンは体内でウイルス増殖を阻止し、腫瘍細胞を抑制し、免疫や炎症の調節などの働きをしている。そのため、1970年代後半にこのインターフェロンは、マスコミで「がんの特効薬」、「夢の新薬」などとして取り上げられ、その開発が非常に期待された。当時開発していた某製薬会社の株価が15倍に跳ね上がるという現象もあったほど期待が大きかった。

　そのインターフェロンが薬として世界で初めて日本で承認を受けたのは1985年（昭和60年）で、その時の適応症は脳腫瘍（膠芽腫）、悪性黒色腫（メラノーマ）、腎癌など限られたもので、期待した「がんの特効薬」とは程遠いものであった。これによって多くの医療従事者ががっかりしたのも束の間、1986年にB型ウイルス性肝炎の適応が追加された。さらにB型より患者数が圧倒的に多いC型肝炎に有効なことが分かり、インターフェロンは抗がん薬というより、C型肝炎の優秀な治療薬として多用されるようになった。

　インターフェロンは、生体内で微量に産生される物質なので、それを大量に注射するといろんな副作用が現れてしまう。副作用として発熱、筋肉痛、関節痛、頭痛などのインフルエン

ザ様症状は投与した患者の90％以上に発現する。その他に白血球減少、血小板減少などがある。さらにその後、注意すべき重篤な副作用として間質性肺炎、うつ病などが明らかになり、厚生労働省からこの副作用に十分注意するように緊急安全性情報が出される事態になった。

　この様に、インターフェロンに関する知識・情報は、「夢の新薬」から「がんには効果が低い」、そして「C型肝炎の特効薬」、最後には「副作用に十分注意するように」とどんどん変化してきた。

4　ビタミンB_1

　ビタミンB_1は、米ぬかや豚肉に多く含まれるビタミンで、これが欠乏すると脚気を発症することがよく知られている。脚気は、心不全と末梢神経障害を引き起こす病気である。脚気は、江戸時代から明治にかけて国民病として蔓延し多くの死者を出した。1894〜1895年（明治27〜28年）の日清戦争では4万人が脚気になり死者が約4,000人にのぼった。さらに1904〜1905年（明治37〜38年）の日露戦争では、総兵員約109万人中約25万人が脚気になり、約28,000人が脚気で死亡したという歴史がある。ちなみに、これらの戦争で海軍軍医の高木兼寛（後の慈恵医大創立者）は脚気の原因は食事であるとして被害を少なくしたが、陸軍軍医の森林太郎（鴎外）は、陸軍の食事を白米で出し続けるよう指示して被害を大きくしたことは、VB_1を語る時によく出る話である。いずれにしても、戦死者37,000人中、28,000人が脚気で死んだというのは、いかにVB_1不足が恐ろしいことであるか分かる。

ビタミンB_1は、1911年(明治44年)に東大農学部の鈴木梅太郎教授が米糠(ぬか)から脚気予防に有効な成分としてオリザニンを世界で初めて抽出した。このオリザニンは同時期にアメリカのフックが発表したチアミンと呼ばれるものと同じであったため、今ではチアミンが世界的に認知された一般名となっている。このビタミンB_1は、糖質を分解してエネルギーを産生する時に必要なビタミンである。そのため、ブドウ糖を栄養源としている脳神経系を働かせるために必須なビタミンで、他に皮膚や粘膜の健康維持を助けるなどの働きもある。

　ビタミンB_1を薬として開発する研究が続き、安定な誘導体が1954年(昭和29年)に「アリナミン糖衣錠」という名前で武田薬品から売り出された。そして1961年(昭和36年)に国民皆保険制度が発足して国民全員が医療保険を使えるようになった。保険本人は治療費の個人負担金が無料、家族は1割という制度が発足した。この時代に、ビタミンB_1は脚気を防ぎ、疲労回復や神経、皮膚などによく効くということで非常に広く使用された。当時の健康保険の医療費は潤沢だったので、本当にビタミンB_1が必要かどうか分からない病態でも、栄養にはなっても毒にはならないからと安易に薬として使用した時代がしばらく続いた。医師も薬を使えば儲かる時代であった。

　その後、次第に医療費が増大してきたため、保険の査定が厳しくなり、1992年(平成4年)には、ビタミン剤の安易な使用は認めないとの通達が出され、それによって医師は使用を控えるようになってきて、ビタミンB_1の使用量は減少してきた。

　一方では、ブドウ糖などの静脈注射や点滴で栄養を補給する高カロリー輸液(中心静脈栄養)という栄養補給法が出てきた。必要なカロリーをブドウ糖と脂肪、アミノ酸を混合した輸

液を点滴することで補う療法であるが、1日分のカロリーにするためには高濃度のブドウ糖を入れることが必要である。このブドウ糖を利用するためには、ビタミンB_1が必須であることはすでに書いた。では、この高カロリー輸液療法を実施する際にビタミンB_1が無かったらどうなるか？せっかく投与したブドウ糖を酸化分解してエネルギーにするなど有効に利用することができなくなってしまう。すると血液中に乳酸などが出来てアシドーシスという状態になってしまう。また脳において考えて見ると、脳細胞はブドウ糖だけを栄養分として利用しているので、ブドウ糖が無いと脳細胞は働くことが出来ない。ビタミンB_1が無い状態が続けば、脳でのブドウ糖利用ができなくなってしまい、脳細胞、脳神経に障害が生じてウェルニッケ脳症という病気になってしまう。ウェルニッケ脳症は、急性・亜急性に生じる意識障害、眼球運動障害、運動失調を特徴とする代謝性疾患である。実際にウェルニッケ脳症になった妊婦が子供を出産しても、その子供が自分の子供である認識ができずに育児放棄になったり、ご主人を認知することもできないという悲惨な症例が報告されている。ウェルニッケ脳症は発症直後であれば、ビタミンB_1大量投与で回復することもあるが、脳細胞、脳神経の変性が進むと、いくらビタミンB_1を与えても元に戻ることは極めて難しくなる。私が病院に勤務していた時に他院から転院してきた女性に完全栄養療法を実施しようということになった。その時「ウェルニッケ脳症の疑いがある」との他病院からの情報を聞いて、ウェルニッケ脳症をよく知らないで「それならビタミンB_1を多めに加えましょう」などと簡単に適当な提案をしたことがある。当然、それ位でその患者の症状がすぐに良くなることはなかった。勉強不足を痛感した症例

であった。

　高濃度のブドウ糖液を点滴する際にビタミンB_1が必要なことは、厚生労働省が1990年（平成2年）9月に医薬品副作用情報でその情報を通達した。それ以後、1991年緊急安全性情報、1991年、1993年、1994年医薬品副作用情報などで何度も注意を喚起した。しかし、この混沌とした状況の中、今度は投与が必要な時に投与しなかった結果、アシドーシスやウェルニッケ脳症が発症したと訴えられる医療訴訟がでてきた。1999年（平成11年）、2002年（平成14年）、2005年（平成17年）などに高カロリー輸液にビタミンB_1を加えなかった結果、ウェルニッケ脳症になってしまったと訴えられ、医師が敗訴した判例もある。これらの訴訟例などがしっかり認知されるようになり、現在では、高カロリー輸液や高濃度のブドウ糖を点滴する場合には、ビタミンB_1を確実に加えなければならないと認識されるようになった。

　いろいろ書いたが、ビタミンB_1は、単なる「脚気の薬」から「あまり不足することがないビタミン」になり、今は「ブドウ糖を使う時には不可欠なビタミン」と知識・情報が時代によって変化していることが分かっていただけると思う。

　この様に、1つの薬には多くの知識・情報が備わって初めて薬として成り立っているが、この知識・情報は時代とともに刻々と変化している。薬を使う際にはこの最新の知識・情報を知って使うことが安全に有効に使うために必要である。

第10章　病気と薬のせめぎ合い
～結核とその治療薬について～

　約15年前に人気お笑い女性コンビの１人が、そして数年後に男性タレントの１人が肺結核で入院したという２つの報道があった。肺結核は空気感染の可能性があり、東京都が感染防止のため接触者の調査と健康診断の実施、電話相談窓口の設置を行なうという事態になり、一部の共演者やファン、スタッフに不安が広がった。幸いなことに他の人に感染したという報道はなかったので、どちらも１人の感染で終息した。

　このニュースを聞いて、「ああ結核か、でも本人はすぐに治って社会復帰できるよね」と思われる方がほとんどだと思う。しかし、結核は世界では2018年には1,000万人が罹患し、160万人が亡くなっている。日本では2022年に10,235人が新しく罹患し、1,664人が亡くなっている注意すべき病気である。ちなみに、この結核患者数は新型コロナウイルス感染が流行した時期から減少している。しかし、この2022年における1,664人の死亡者数は、同年に新型コロナウイルスで死亡した人47,635人、感染性胃腸炎で死亡した人2,010人についで多く、感染症による死因の３番目であり、現在でも恐ろしい感染症なのである。

1　結核の歴史

　結核の歴史を顧みると、結核は人類誕生と同じ時期から存在しているのではないかといわれている。エジプトのあの有名なツタンカーメンも結核だったという説がある。17歳で亡くなっ

た死因は暗殺ではないかとか、馬車から落ちた傷が悪化したという説もあるが、あるいは結核で死んだのかもと思わせるくらい古くからの病気である。結核の原因は長らく明らかにならず、遺伝病であるといわれた時期もあるが、1882年（明治15年）にコッホが結核菌を発見して結核は細菌によって引き起こされる病であることが明らかになった。しかし、原因菌は分かっても感染経路は長い間不明のままであった。次第に結核は空気感染するものだと理解されてきて、日本でも1904年（明治37年）「肺結核予防規則」が制定された。これは、咳や痰が関係しているので、学校、病院、劇場、寄席などに痰壺（唾壺）を設置して、痰や唾はこの痰壺以外には吐かないように規制したもので、俗に「痰壺令」と呼ばれるものである。さらに1913年（大正２年）、内務省衛生局は「肺結核蔓延系統図」を制作して、結核の感染を抑制しようと試みた。この様に種々の結核対策を施したが、効果は少なく、結核は日本では国民病といわれるほどに蔓延した。モルヒネの話でも書いたが、俳人の正岡子規も結核による脊椎カリエスで、激痛に苦しみながら亡くなった。

　第二次世界大戦後の1950年（昭和25年）までは、結核が日本の死亡率第１位となっていた。毎年50万人近い患者があり、1943年には男94,623名、女76,850名が結核で亡くなっている。当時の結核は現在の癌に匹敵する怖い病気であった。第二次世界大戦後に結核治療薬が開発されて、肺結核は順調に減少し続けてきた。しかし、1997年には患者数が前年より増加した。2000年の結核死亡率は人口10万人当たり2.1人、罹患率は31.0人となっている。先進国では日本の結核対策は遅れをとっており、現在の日本の結核罹患率は、欧米の約５倍も高いという現状である。

2　結核治療の試行錯誤

　肺結核は発病すると死亡率が高い病気なので、古くから洋の東西を問わず、有効な結核の治療法は何としても手に入れたいものであった。そこに怪しげな民間療法が入りこむ余地があった。ヨーロッパではミルクが特効薬とされた時期があるのは、栄養を考えると一理はあったのかも知れない。さらには母乳が最も効果があるとされ、金持ちの貴族は治療と称して若い乳母を雇い、胸から直接乳を吸うという療法もあったようである。日本では、浣腸や採血を繰り返して身体から毒を抜く、鯉の生き血を飲む、イモリの黒焼き、高麗人参、猿の肝などが試されたという。人の肝が効くと噂が立ち、実際に殺人事件も起きたという新聞記事もある。

　この様な民間療法はともかく、医学界においても勇み足ともいえる苦い試行錯誤があった。結核菌を発見したコッホは、結核菌を培養して弱毒化してワクチン・ツベルクリンを開発し、1890年の医学界で結核治療薬としての成果を発表した。しかし、実際に臨床で多数例に使用してみるとそれほど効果はなかった。ちなみにツベルクリンは、現在結核の診断薬として欠くことができない医薬品となっている。同じくワクチンとしては、日本医科大学の丸山千里教授がヒト型結核菌から水性抽出液のワクチンを開発した。いわゆる「丸山ワクチン」で、1944年（昭和19年）には皮膚結核、次いでハンセン病の患者の治療にこのワクチンを使用した。皮膚結核、ハンセン病に対する治療効果は期待したほどではなかった。ちなみに、この丸山ワクチンは、その後、結核患者には癌患者が少ないということに注目してこのワクチンを癌患者に利用して有効であったと報告し

てから一大論争を引き起こしたワクチンである。このワクチンは、現在は抗癌薬としては認められていないが、当初の10倍の濃度で白血球減少症の治療薬として臨床応用されている。さらに日本で一時注目されたものに、セファランチンがある。セファランチンはタマサキツヅラフジという植物のアルカロイドで、東京大学伝染病研究所の長谷川秀治博士は、1935年（昭和10年）にセファランチンを単離して結核患者に投与したところ有効であったと報告した。この研究は朝日文化賞、さらにフランスのレジオン・ド・ヌール賞を受賞したが、結核には治療効果はなかった。このセファランチンは現在放射線による白血球減少症、脱毛症、マムシ咬傷に使用されている。

このように、結核を克服するために非常に多くの先人が知恵をめぐらしてチャレンジしてきたが、期待した効果を得ることができなかった例は枚挙にいとまがない。

3 結核治療の変遷

結核の原因菌が明らかとなり感染経路が明らかになったところで、有効な抗結核薬が存在しないため、近年まで有効な結核治療法はなかった。ストレプトマイシンが臨床で使用されるようになるまでは、安静にして栄養を摂るいわゆる「大気安静療法」を行うしかなかった。全身麻酔法が発達し外科療法が行われる1950年代には、肺の一部を切除する方法も行われていた。

結核菌に効果のあるストレプトマイシンは1944年（昭和19年）にアメリカで発見され、臨床試験の結果、結核の治療薬として有効であることが1946年に発表された。この功績でストレプトマイシン発見者のワックスマン博士に1952年ノーベル医学

生理学賞が授与された。これらと同時期、結核菌に殺菌効果のある化学物質を探し出す方法が試行され、1946年にスウェーデンのレーマン博士によってパラアミノサリチル酸（PAS）の抗結核作用が報告され、1951年にはイソニアジドが結核治療に有効であることが明らかになってきた。ちなみに、イソニアジドは1912年に抗うつ薬として開発されたが、副作用が強くて利用されなくなっていた薬物である。その後、1957年に日本の梅澤濱夫博士が結核菌に有効なカナマイシンを発見した。

　時代とともに臨床で使用できる抗結核薬が開発され、結核は基本的に治る病気となったが、それでも現在でも結核を完全に克服することはできていない。優れた抗結核薬といえども、その薬に対して抵抗力の強い結核菌（耐性菌）が存在し、治療を続けるうちに耐性菌の割合が増えてきて、結局、薬が効かなくなってくることが多いのである。最近はほとんどの抗結核薬に耐性の、いわゆる多剤耐性結核菌が出現して治療が困難な症例が増えてきている。1999年に厚生労働省は「結核緊急事態宣言」を発表したが、20年後の現在も事態はよくなっていない。最近、とくに20代の若い世代や高齢者の集団感染が目立つようになり、学校や老人保健施設、病院での集団感染などに社会の注目が集まるようになってきた。

4　現在の結核治療薬と治療法

　現在、日本では10種類程度の治療薬が使用され、その中でもよく使用されるもの（一次抗結核薬）は5種類となっている。標準治療法としては、これらの抗結核薬を4剤併用して使用している。現在の抗結核薬は、単独で使用しても副作用が強く長

期間の使用に耐えられないものがほとんどである。そのうえ、耐性菌が出てきて治療が難しくなっている。抗結核薬を併用することにより、臨床的に効果を上げながら副作用を少なくして、さらには耐性菌の出現を抑制することを期待している。ピラジナミドは1952年に臨床応用されたが、単独では毒性が強くそのころは抗結核薬としての評価はあまり高くなかった。しかし、他剤と併用すると治療期間を短縮できることがわかり、標準治療に組み入れられている。現在の標準治療は、イソニアジド、リファンピシン、ピラジナミドに、エタンブトールまたはストレプトマイシンを加えた4種類の抗結核薬を治療開始後2か月間投与し、その後イソニアジドとリファンピシンを4か月間投与し、全期間を6か月で終わらせるものとなっている。

　この標準治療は、実際には失敗することがある。この治療失敗の最大の原因は治療を途中で中断することに起因する。副作用が出たと自己判断して中断したり、飲み忘れたりして服薬率が低下すると治療効果は激減してしまう。結核の薬は、指示通りに服用する率（服薬率）が90％以下になると治療が難しくなることが分かっている。実際に1日何回も服用する結核薬の服薬率を90％以上に保つことは非常に困難である。それで、服薬率90％以上を保持するために、服用したことを他の人に見届けてもらう服用法（Directly Observed Treatment　略してDOT）が1994年にWHOから提唱され、広く実施されている。見届ける人は病院では看護師であるが、通院になった場合には、家族、保健所の保健師、調剤薬局の薬剤師などが考えられている。

5 病気と薬のせめぎ合い

　この結核は完全に克服できた病気ではなく、近年は抗結核薬の効かない結核菌による感染で、脅威を増している病気となっている。新しい治療法、抗結核薬の出現が待たれている。現在の抗結核薬開発の状況をインターネットで検索すると数多くの研究がヒットしてくる。それら一つひとつに心血を注いで研究している研究者がいるが、一方では結核菌も必死で生き残りをかけて抵抗している。まさに病気と薬のせめぎ合いが続いている。

　ここでは、結核を例にして病気と薬のせめぎ合いについて書いたが、実際にはこの病気と薬のせめぎ合いは、他の多くの病気で行われ、続いている。最近の例では新型コロナウイルス感染症（COVID-19）と薬のせめぎ合いが良い例である。コロナウイルス自体は従来から6種類が知られていた。普通の風邪のコロナウイルスが4種類、重症急性呼吸器症候群（SARS：サーズ）コロナウイルス（SARS-CoV）、中東呼吸器症候群（MERS：マーズ）コロナウイルス（MERS-CoV）の6種類である。SARSは2003年に中国で発生して非常に恐れられた。MERSは2012年にサウジアラビアやアラブ首長国連邦など中東地域で発生して、これも非常に恐れられた呼吸器疾患である。SARSやMERSのウイルスは非常に病原性が強く、感染した人は死亡する場合が多いので、結果的に世界的に広く蔓延することはなかった。今回のCOVID-19新型コロナウイルスの病原性はMERSやSARSより低く、普通の風邪のコロナウイルスより高い。そのために、COVID-19のウイルスは非常に広く全世界に感染が拡大し、風邪よりも死亡率が高いので、全体としての死亡者が多く出てしま

うという結果になったといわれている。そのCOVID-19に対してのワクチンや治療薬がいくつも開発されたが、ウイルスも変異を繰り返して、何回も感染の波にさらされた。まさに病気と薬のせめぎ合いである。この様な病気と薬のせめぎ合いは、ほとんどの感染症と抗菌薬で見られ、不適切な抗菌薬の使用について注意が喚起されている。

第11章　薬は病気を治す？

　薬についていろいろ書いてきたが、それでは、薬は本当に病気を治すことができるのかについて書いてみる。病気の種類は非常に多く、日本において健康保険の対象となる病気だけでも数百種類以上の病気が認められている。これらの病気の治療に多くの薬が使用されているが、その薬が本当に病気そのものを治しているのかについて考えて見たい。

1　薬で治すことができる病気

　第10章で書いた結核について考えてみると、結核は結核菌の感染によって引き起こされる。ここで結核菌を殺す抗結核薬を適切に使うことによって結核菌が体内から無くなると、結核は治ってしまう。治ってしまえば元の健康体で生きていくことができる。同じように、細菌性肺炎、赤痢、コレラ、マラアリア、ツツガムシ病などの感染症も抗菌薬や抗寄生虫薬を使用すると完全に治すことができる。これらの病気は治ってしまえば、通常の健康体となるので、それ以降は薬を飲む必要はない。これらの抗結核薬、抗菌薬、抗寄生虫薬などは、病気の原因となる細菌や寄生虫を直接殺して病気を治すものである。これらの直接病気を治すことができる薬を「原因療法薬」と呼んでいる。

　少し考え方が違うが、体に必要な物質が欠乏して起きる病気（欠乏症）がある。ビタミンB_1欠乏症の脚気は、ビタミンB_1を服用すると治る。鉄欠乏性貧血は鉄剤をしっかり飲むことで治すことができる。他に欠乏症として、ビタミンA欠乏の夜盲症、

ビタミンC欠乏の壊血病、ビタミンD欠乏のくる病などがあるが、これらも適切な時期に薬を飲むことで治すことができる。これらは「補充療法薬」と呼んでいる。

この様に薬を使用することによって、完全に治すことができる病気はあるが、病気の種類は極めて多く、その中をみると薬で完全に治すことができる病気の割合は思うより少ないものである。

2 薬では治すことが出来ない病気

それでは、薬では完全に治すことができない病気について考えてみよう。まず、高血圧について書いてみる。高血圧は、薬を飲んでいる期間は血圧が下がるが、薬を中止すると血圧が上がってしまうことが多い。すなわち、現在の高血圧の薬は血圧が高いという症状を抑えるだけで、高血圧症そのものを根本的に治すことはできない。なぜ降圧薬を飲む必要があるのかというと、高血圧が続くと心不全、狭心症、心筋梗塞、脳出血、脳梗塞などの合併症を引き起こし、寿命が短くなる可能性が高くなるので、薬で血圧を下げて寿命を長くすることを目的としているのである。

糖尿病は、高血糖自体が死因になるわけではないが、高血糖が続くと合併症として神経障害、網膜症、腎症、動脈硬化、血栓、壊疽、心筋梗塞、脳梗塞、その他多数の疾患の原因となる。現在の糖尿病の薬は血糖値を下げることはできるが、薬を止めると血糖が上がってしまう。薬を使用する目的は血糖を継続的に下げて合併症を防ぐことによって寿命を長くしようとするものである。脂質異常症も同じで、薬は血液中の異常に高い

脂質の量を下げて動脈硬化、心筋梗塞などの合併症を防ぐ目的で使っている。

　この様に、薬によって症状を抑えるだけで、その薬では直接治すことができない病気が非常に多いのが現状である。例えば高尿酸血症、関節リウマチ、心疾患、花粉症、てんかん、喘息などである。この様な直接病気を治すことはできないが、症状を抑える薬を「対症療法薬」と呼んでいる。病気を根本から治す薬ではないので、病気が治らない限り、薬を飲み続ける必要がある場合が多い。

　実際には、対症療法薬は医療現場では極めて高頻度で使用されている。すなわち、私たちが使用している多くの薬は対症療法薬である。

3　風邪とインフルエンザは薬で治る？

　風邪は、ウイルスや微生物によって引き起こされる上気道（鼻や咽喉）の急性炎症の総称である。原因となる微生物は、90％がウイルスで、残りの約10％は細菌やマイコプラズマ、クラミジアなどである。鼻や喉は、吸い込んだ空気と触れているので、空気中にウイルスや細菌がいても感染しないように防御機構が備わっている。通常は、微生物は鼻や喉の粘液に付着され、繊毛運動によって外に出される。しかし、微生物が多かった場合などは異物を外に出そうとして鼻水、粘液の分泌量が増え、痰ができて、それを排出するためくしゃみなどが出る。さらに粘膜組織に炎症が起こって腫れや痛みの症状を引き起こす。体の中ではインターフェロンという物質が産生されて、インターフェロンが体温を上げてウイルスを殺そうとする。これ

らの風邪で現れる症状は、体が風邪に対する防御機構の結果として現れる症状であるといえる。

　それでは、風邪薬について考えて見よう。現在、風邪の原因となるウイルスを殺す薬はない。それでも私たちは風邪になった時に風邪薬を飲む。総合感冒薬には熱を下げる解熱薬、鼻水を抑える薬、咳を抑える薬、くしゃみを抑える薬などが配合されている。さきに、風邪で現れる発熱、鼻水、咳、くしゃみなどの症状は、体の防御機構の働きであると書いた。私たちが飲む風邪薬は、それらの防御機構を抑える薬を飲んでいることになる。ということは、風邪の諸症状をまったく止めてしまうのは防御機構を抑制しすぎるので好ましくないことになる。風邪薬をなぜ飲むかというと、防御反応である発熱、鼻水、咳、くしゃみなどが必要以上に出現して、症状そのものが体に負担をかけて辛くなったり、回復が遅れたりすることがあるので、それを抑制することが目的なのである。このような場合に症状をある程度抑える目的で飲む。すなわち、薬で体の負担を軽くしておいて、その間に自分の免疫力・防御機構で風邪を治そうとするのである。これで、風邪薬は対症療法薬であることが分かると思う。

　インフルエンザは、風邪と同じような症状が多いので混同されやすいが、インフルエンザウイルスの感染によって引き起こされる病気で風邪とは異なる病気として理解すべきである。症状は風邪よりも急激に高熱になることが多く、同時に喉の痛み、関節痛、倦怠感などの症状が引き起こされることが多い。重大な合併症として急性脳症（インフルエンザ脳症）、重症肺炎が恐れられている。2023年現在、インフルエンザの薬はオセルタミビル（商品名タミフル）、ザナミビル（商品名リレン

ザ)、ペラミビル(商品名ラピアクタ)、ラニナミビル(商品名イナビル)、バロキサビル(商品名ゾフルーザ)の5種類が医療用医薬品(医療機関や医師の処方箋によってのみ使用される薬)として発売されている。ただ、これらの抗インフルエンザ薬といわれる薬は、ウイルスを直接殺す作用は持っていない。インフルエンザウイルスは体の細胞内で増殖し、多くなると細胞外に出て他の細胞に入りそこでまた増殖する。抗インフルエンザ薬は、ウイルスがその細胞から細胞外へ出るところを防いで、細胞内に閉じ込めることによりウイルスの増殖を防ぐという作用によってウイルスの増殖を防いでいる。細胞内に閉じ込められたウイルスは、体の中の白血球やマクロファージなどによって取り込んで殺される(これを貪食作用という)。すなわち、インフルエンザの薬はインフルエンザそのものを治す薬ではないことになる。それでは抗ウイルス薬の効果として何を期待するかというと、症状のある期間を短くすること、重症化を防ぐことの2点である。重症化を防ぐ効果についても、入院患者や持病を持つ人などのハイリスクの人の重症化を防ぐが若い健常人では重症化のリスクは変わらないとされている。

　ちなみに、インフルエンザウイルスの増殖速度は非常に速く、8時間で100倍、16時間で1万倍、24時間後には100万倍になるといわれている。細胞内のウイルスは貪食作用で殺すので、ウイルス量はなるべく少量の方が体の回復は速くなる。したがって、抗ウイルス薬は、可及的速やかに使用することが必要で、通常、発症後48時間以降になると効果が低くなってしまう。

4　薬は病気を治す？

　この章では、薬で治すことができる病気と薬では治すことのできない病気があり、直接治すことができる病気の方が少ないことが理解できたと思う。なぜこんなことを書いたのかというと、病気の治療で薬を使う時に、その薬がどの様に作用してその病気を治そうとしているのか、分かって欲しいのである。その目的のためには、しっかりと飲み続ける必要があるのか、止めても良いのかなどをよく知って、上手に使用して欲しいのである。よく理解して使わないと良い結果が得られないばかりか、副作用などで苦しむことがあることを知って欲しいからである。

　これらから病気と薬の関係について、次の章にまとめてみる。

第12章　病気と薬の関係
～薬を使う目的を理解する～

　もともと薬は病気の苦しみや寿命を縮める合併症から逃れるために使用されるが、薬で根本的に治すことができる病気、薬では治すことができない病気があることを書いてきた。病気の治療には薬が使われているが、その薬は病気にどの様に作用して治療しているのか、しっかりと理解して、有効にかつ安全に使用する必要があることも書いた。ここでは、いろんな病気の例をあげて記載するので理解していただきたい。

1　抗菌薬が有効な細菌感染症

　古代から細菌感染症で多くの人が死んでいる歴史があるが、最も多くの人を死亡させた細菌感染症はペストだといわれており、古くから人類を苦しめてきた。ペストは古代エジプト時代にもあったようであるが、14～18世紀に何回か起きた大流行（パンデミック）では、世界人口4億5,000万人の22％にあたる1億人が死亡したという推計もあるが、米国の疾病予防対策局（CDC）は5,000万人という説を採用している。イングランドやイタリアでは人口の8割が死亡し、全滅した街や村もあったということなので大変な感染症であったことは間違いない。1894年になってやっと北里柴三郎が香港の患者血液中からペスト菌を発見してペストの原因が分かった。その時代には抗生物質はないので、消毒など衛生環境を整えてペスト菌に感染しないことが唯一の対処法であった。その後、抗生物質（抗菌

薬）が開発されたので、現在ではペストは無くなったと思われている人も多いと思うが、近年でも続いていて、WHOによれば、2004〜2015年に世界で56,734名が感染し、死亡者数は4,651名（死亡率 8.2%）であったというから、今でも怖い感染症である。しかし、怖い感染症であるが、現在では抗菌力のある抗菌薬をしっかり使えばほとんど治すことができる感染症となっている。

　コレラも聞いた人は多いと思うが、皆さんの回りでコレラにかかったという人はほとんどいないと思う。しかし、現在でも世界では熱帯・亜熱帯を中心に130〜400万人が罹患し、2〜14万人が死亡しているとの推計もある。コレラは小腸内でコレラ菌が繁殖してコレラ毒素を産生し、その毒素で引き起こされる腸炎である。コレラ菌に感染して激しい下痢や嘔吐が現れたら、下痢や嘔吐で急激に失われた水分と電解質を補給する治療法が実施されている。通常、水分と電解質がバランスよく配合された経口補水液を飲むか、電解質輸液を点滴する。感染した人のうち約20%が重症化するとされているが、効力のある抗菌薬をしっかり使用すればほとんど治すことができる。

　第10章では結核について書いた。結核は結核菌の感染によって引き起こされるが、結核菌を殺すことができる抗結核薬によって治る病気になった。この抗結核は10回に2回以上の飲み忘れがあると効果は著しく低下することが分かっている。すなわち、しっかり忘れないで飲まないと効果が期待できないが、それでも治すことができる感染症である。

　赤痢菌による感染も1940〜50年代には2万人もの死者が出る非常に怖い法定伝染病であった。私が小学生の頃の1950年代には、教室で1人の赤痢感染患者が出ると、その生徒は隔離病院

に隔離され、教室中に消毒薬を噴霧されるということが通例であった。現在では、赤痢菌を殺す抗菌薬が開発されて、もし赤痢菌に感染しても、抗菌薬を5日程度飲めば治ってしまう。現在では、赤痢は3類感染症になっている。ちなみに、法定伝染病は当時の伝染病予防法に基づいて届け出および患者の隔離などが義務付けされていた伝染病で11種類が指定されていた。1998年（平成10年）に感染症予防・医療法が成立して法定伝染病という言葉はなくなり、細菌性赤痢はこの感染症予防・医療法によって3類に分類されている。

　この他に私たちの身の回りには、肺炎球菌、ブドウ球菌、レンサ球菌、レジオネラ、サルモネラ、カンピロバクター、淋菌、梅毒トレポネーマなどによって引き起こされる多くの感染症がある。幸いなことに、これらの感染症は、原因菌に効力のある抗菌薬をしっかり使用することで治すことができる。しかし、抗菌剤の使い方が難しい細菌感染症もあるので、それらについて次に書いてみる。

2　抗菌薬の使い方が難しい細菌感染症

　第3章でボツリヌス菌が産生するボツリヌス毒素について書いた。ボツリヌス毒素は、地球上で最も強い毒であるといわれている。地下鉄サリン事件の毒ガス、サリンは体重60kgの人間を殺すには12mgが必要である。これに比べ、キノコの毒は6mg、フグ毒は0.003mg、ボツリヌス毒は0.0006mgで殺すことができるということである。なんと、ボツリヌス毒素はサリンの20万倍の毒性で、計算上は500gで全人類を殺すことができることになる。そのため、多くの国で細菌兵器として研究が

行われていたことも事実である。

　このボツリヌス毒素は、ボツリヌス菌が産生する毒なので、ボツリヌス菌に汚染されて毒素が含まれた食物を食べると中毒を起こす。ボツリヌス菌は芽胞の形で熱でも殺菌されにくく、空気のないところでも繁殖するが、菌自体を食べても胃酸で殺菌されたり、腸管内の細菌（大腸細菌叢）で殺菌されたりするので、通常は少量なら食べても中毒を起こさない。ところが、1歳未満の乳児は大腸細菌叢が未形成なので、ボツリヌス菌を殺すことができない。蜂蜜中にはボツリヌス菌の芽胞が含まれていることが多いので、1歳未満の乳児に蜂蜜を与えると乳児ボツリヌス症を引き起こすことがある。そのため、1歳未満の乳児には蜂蜜を与えてはいけないとされている。

　ボツリヌス菌によって産生されたボツリヌス毒素を食べると激烈な中毒を起こしてしまう。幸いなことに、毒素そのものは熱に弱く、80℃で30分、あるいは100℃で10分の加熱で毒性を失ってしまう。ボツリヌス中毒を防ぐには、しっかりと熱をかけて料理をして毒素を破壊することと、料理後はボツリヌス菌が増殖しないうちに食べてしまうことである。ボツリヌス菌が産生した毒素が原因でボツリヌス中毒を起こしてしまった場合は、その時点で抗菌薬を使用しても効果はない。ボツリヌス中毒は乾燥ボツリヌスウマ抗毒素で治療するしかない。

　腸管出血性大腸菌O157による集団食中毒は、日本で1990年（平成2年）に発病者319人（死者2人）、1996年に2件で発病者9,991人（死者5人）があり、その後も何回も発生して恐れられている。これは食物中に含まれる細菌（大腸菌O157）が産生する毒素で中毒を起こすものである。細菌感染なので、抗菌薬は使った方が良いと思われる方がいると思うが、これにつ

いてはいろんな意見がある。大腸菌O157中毒時に適切な抗菌薬を使用することは基本であるとされているが、一方では「抗菌薬が増殖した菌を破壊することにより菌体内からの毒素が放出されて症状を悪化させる」との懸念も指摘されている。これらから今では、O157感染症と診断して抗菌薬を使用する場合は、予想される菌量を考慮に入れながら、できるだけ速やかに抗菌薬を使用するとされている。

　破傷風という病気については聞いたことがあると思う。畑仕事などで、土中の破傷風菌が傷口から入って体の中で増え、破傷風菌毒素を大量に出すことで発症する。症状は、全身の筋肉の痙れんで、重症化すると死ぬこともある怖い病気である。わずかな音や光の刺激で痙れんが起きるので、暗い部屋で静かな環境で治療を行う。治療は、傷口に菌が入って早期であれば抗菌薬の効果があるが、症状が現れてからは、抗破傷風ヒト免疫グロブリンを投与するしかない。幸いなことに、破傷風ワクチンが開発されており、1968年（昭和43年）以降は三種混合ワクチンとして子供に法定接種されている。ただ、この抗体は年月とともに低下していくので、ある時期に追加接種することが望ましい。

　さて、感染症の治療で安易に抗菌薬を使ってしまった結果、重い感染症が引き起こされることがある。その一つの例として偽膜性大腸炎があるのでそれについて書いてみる。

　ヒトの大腸内にはおよそ1,000種類以上、100兆個以上の細菌が住み着いており、腸内細菌叢と呼ばれている。この腸内細菌は、善玉菌（有用菌）と悪玉菌（腐敗菌）、そのどちらでもない中間の菌（日和見菌）と、大きく分けて3グループで構成されている。善玉菌はビフィズス菌、乳酸菌、フェーカリス菌、

アシドフィルス菌など、悪玉菌はクロストリジウム菌、ウエルシュ菌、ベーヨネラなど、日和見菌は大腸菌、バクテロイデスなどである。健康状態なら通常は、日和見菌が7割、善玉菌が2割、悪玉菌が1割のバランスで存在していることが多いが、加齢や食習慣、ストレス、病気などの影響で崩れることがある。偽膜性大腸炎は、レンサ球菌などによる感染症の治療で安易に抗菌薬を使っている間に、腸内細菌叢のバランスが崩れて、抗菌薬が効きにくいクロストリジウム・ディフィシルという菌が異常に増殖してしまうことがある。そしてこのクロストリジウム菌が産生する毒素によって腸管粘膜が傷害され、大腸粘膜表面に数mm程度の白色の半球状の膜（偽膜）が作成され、腹痛、発熱、水様便、粘液便、血便、腸閉塞などを起こし、時として死亡する危険のある怖い病気である。

　以上、細菌感染症について書いてきた。細菌感染症の治療は、ただ抗菌薬を使用すれば簡単に治るというものではないことを理解してもらったと思う。感染症について原因菌と症状発現の関係などについて十分に理解して、適切な抗菌薬を適切に利用することが必要である。使い方を間違うと期待する効果が現れないばかりか、かえって症状を悪化させる危険もあることがお分かりいただけると思う。

3　ウイルス感染症

　細菌感染症とともに、ウイルス感染症も人類の誕生とともに存在したと思われる。ウイルスは細菌の約50分の1程度の大きさである。ウイルスは細胞を持たず、そのままでは増殖することはできない。他の動物の細胞に入り込んで自分のコピーを作

らせて増殖していく。増殖したら細胞から飛び出して他の細胞に入ってさらに増殖していくのである。

このウイルス感染症の例として、まず天然痘について書いてみる。エジプトのミイラからは天然痘に感染した痕が確認されている。天然痘は、1770年のインドの流行では300万人が死亡したとの記録がある。1796年にジェンナーによって種痘が発表された当時の英国では、45,000人が死亡したといわれている。日本でも明治の時代に2～7万人が感染（死亡者5,000～2万人）した流行が6回発生しているとのことである。その後、牛痘接種法が世界中で実施されて感染は激減し、1980年に世界保健機関（WHO）は天然痘撲滅を宣言した。したがって、天然痘ウイルスは自然界には存在せず、アメリカ疾病予防管理センター（CDC）とロシア国立ウイルス学・生物工学研究センター（BEKTOR）の2施設のみに現存しているとされている。この天然痘は人類が克服した唯一の感染症といわれている。ワクチンが最も成功した代表例である。

その他、A型肝炎、B型肝炎、C型肝炎、日本脳症、麻疹、風疹、ムンプス、ポリオ、狂犬病などもウイルスによる感染症である。これらのウイルスに対しては、現在は効果のあるワクチンによって著しく大きな流行にはなっていないのが現実である。現在、ウイルス感染症にはワクチンは非常に有効な予防薬となっている。

一方で、ウイルス感染症というとインフルエンザを頭に浮かべる人が多いと思う。インフルエンザの最も古い記述はヒポクラテスによるとされていて、16世紀にはすでに「インフルエンザ」という名で呼ばれていたようである。日本でも平安時代にインフルエンザらしい流行の記載があり、さらに江戸時代には

「お駒風」、「お七風」、「薩摩風」、「琉球風」などと呼ばれたいろんな流行があった。

　今から約100前の1918〜1920年（大正７〜９年）に大流行したインフルエンザは「スペインかぜ」と呼ばれ、約６億人が感染し、2,000〜4,000万人が死亡したとされている。日本でも内務省の発表では当時の人口の約半数である2,300万人が感染し、38万人が死亡したということである。「アジアかぜ」と呼ばれた流行は、1957年（昭和32年）に中国南西部で発生して始まり、日本をはじめ世界に広がった。日本では65万人が感染して5,700人が死亡している。「香港かぜ」は1968年（昭和43年）６月に香港で爆発的に流行して、日本でも13万人が感染し約1,000人が死んでいる。「ソ連かぜ」は1977年（昭和52年）５月に天津で始まり、11月にソ連と香港で大流行し、1978年３月までに北半球のほとんどの国で流行した。この様にたびたび流行しているインフルエンザは、全てインフルエンザウイルスの感染によって引き起こされる病気である。

　さて、同じインフルエンザウイルスによって引き起こされるインフルエンザがどうして何回も大流行しているのか。抗体ができれば感染はしないはずで、ワクチンが効けば確実に予防になるはずである。また、インフルエンザウイルスを殺す薬があれば治療はできるはずである。

　じつは、インフルエンザウイルスに感染して抗体を獲得しても、そのインフルエンザウイルスに対する抗体は１年以内に減少してしまうのが現実である。また、インフルエンザウイルスにはA、B、Cの３型があり、そこにいろんな亜型が存在している。すなわち非常に多くの種類の型のインフルエンザウイルスが存在している。ある種の動物だけで人には伝染しないイン

フルエンザウイルスもあるが、これらの亜型が変化することによって人にうつる型に変化することがある。インフルエンザウイルスは少し変化するだけで、その抗体を持たない人々に感染するウイルスになるわけである。これを抗原変異というが、抗原変異するウイルスは非常に多く存在する。これがウイルス感染が何回も流行する仕組みとなっている。現在のインフルエンザワクチンは、世界保健機関（WHO）が推奨する株の中から、毎年、厚生労働省が決定したA型2種、B型2種の株を使って作成した混合ワクチンとなっている。このワクチンを接種しても、ほんの僅かに変異した場合は、抗体が効かなくてインフルエンザウイルスに感染してしまうことがある。2009年（平成21年）の春に発生した新型インフルエンザは、それまで一度も流行したことがない新しい型のインフルエンザウイルスだったので、だれも抗体を持っていないと恐れられた。

　第11章で抗インフルエンザ薬について書いた。抗インフルエンザ薬は、ウイルスを殺すことはできず、細胞内で増殖したウイルスが細胞から出るところを抑えてウイルスの増殖を抑えるものである。ウイルスが体内で最大に増殖するのは数日なので、最大に増殖してから抗インフルエンザ薬を使用しても効果は期待できない。なるべく早期に使用すべきであることは、すでにご理解いただけているものと思う。

　この原稿を書いている2024年は、新型コロナウイルス感染症（COVID-19）がやっと5類感染症に移行されて落ち着きを取り戻しつつあるところである。2019年に中国で発生したCOVID-19は、全世界を震撼させた。日本でも新型コロナウイルス感染症緊急事態宣言が2020年（平成2年）、2021年の2年間に3回発出もされるという騒ぎであった。

もともとコロナウイルスは身近に存在していて、風邪を引き起こしたりするウイルスでもある。コロナウイルスも型が変化しやすいウイルスで、今までになかった型に変化すると人はこの型のウイルスに対する抗体を持たないため感染が流行してしまう。ちなみに、中国南部の広東省で2003年（平成15年）に流行した非定型性肺炎である重症急性呼吸器症候群（SARS：サーズ）、2012年（平成24年）以降サウジアラビアや首長国連邦などの中東地域で発生している中東呼吸器症候群（MERS：マーズ）の原因もコロナウイルスの一種である。SARSウイルス、MERSウイルスは感染すると宿主（感染した人）の死亡率が高いので、かえって広く大流行することはなかった。今回の新型コロナウイルスは感染してもSARSやMERSほど死亡せず、他の人に感染を移すので世界的に感染が広がった。そしてCOVID-19の死亡率は季節性インフルエンザ（0.05～0.5％）より強く、特に高齢者や持病を持つ人のハイリスク群で死亡率が高いので恐れられた。日本では2020年1月15日に初感染者が見つかり、厚生労働省の発表では2023年1月に感染者は3,000万人、死者は6万人を超えているということである。2020年当時は、高齢者の致死率が60～70歳代2％、80歳代8％という報道があったが、その後、ウイルスのオミクロン株への変異などがあり死亡率は年々低下した。ちなみに、日本の死亡率は、世界的に見ても低いことは明らかであるが、その理由は諸説あるがよく分かっていない。

　このCOVID-19の治療薬として日本で最初に特例承認された薬は点滴薬のレムデシベルで、これはSARSの治療薬であった。そして、現在日本で承認を受けている飲み薬にはモルヌピラビル、ニルマトレルビル・リトナビル、エンシトレルビルがあ

り、点滴薬にはカシリビマブ・イムデビマム、ソトロビマブがある。参考ながら、2021年頃に、日本で開発されたファビピラビル（商品名アビガン）が一部のメディアでCOVID-19に有効なのではないかと報道されて注目されたことがある。このファビピラビルは他の抗インフルエンザ薬とは異なり、ウイルスの増殖を直接抑制するので、新型インフルエンザの薬として認可された薬である。ウイルスの増殖は極めて速いので、抗ウイルス薬はなるべくウイルス量の少ない早期から飲ませるべき薬であることは既に書いてきた。困ったことに、新型コロナウイルスに感染してもウイルス量が少ない時は症状がほとんど出ず、症状が出た時には既にウイルス量は体の中にピーク近くの多量になっている状態である。ここでアビガンを飲んでも効果は低いことになる。すなわち、アビガンを使うなら症状のでない極めて速い時期に飲ませないといけないことになるので、実際の臨床では使い方が非常に難しい薬である。さらにアビガンは動物実験で催奇形性の危険があるという結果もあるので、COVID-19治療薬としては認可されなかった。

　いずれにしても、COVID-19は、ワクチンと治療薬がある程度揃い、株の変異などによって、死亡率が季節性インフルエンザに近くなってきたことから、2023年5月に新型コロナウイルス感染症は5類に移行された。

　他のウイルス感染症として、ヘルペスウイルスが帯状疱疹や口唇ヘルペスなどを引き起こすこともよくご存じだと思う。このヘルペスウイルスは一度感染すると、宿主の細胞中に長期にわたって休眠状態でとどまる性質を持っている。これを潜伏感染というが、宿主がストレスなどによって免疫低下の状態に陥ると、ヘルペスウイルスは、再び活性化・増殖して病気を引き

起こす。口唇ヘルペスが発症した場合、市販されている軟膏剤なども使用するが、最も適しているのは内服の抗ウイルス薬でファムビル、バラシクロビルなどが使用されている。これらの内服抗ウイルス薬は医療用医薬品で、薬局では購入することはできず、医師から処方してもらうしかない。このヘルペス用の抗ウイルス薬もウイルスを殺す作用ではなく、増殖を防ぐものであるので、症状が出始めるなるべく早期に飲む必要がある。いずれにしても、帯状疱疹や口唇ヘルペスは症状が治まってもウイルスはまた休眠状態で細胞内にとどまりまるので生涯にわたって再燃を繰り返すことになる。

　後天性免疫不全症候群（AIDS：エイズ）は、ヒト免疫不全ウイルス（HIV）に感染してウイルス量が非常に多くなると発症する病気である。感染してもウイルス量が少なければ症状はない。このエイズの原因となるHIVも休眠状態で細胞内にとどまるウイルスである。したがって、感染者はエイズを発症しないようにウイルスの休眠状態を続けるために、常に抗ウイルス薬を飲み続けないといけない。抗エイズ薬は飲み忘れが１割以上になると治療効果が著しく減弱すると言われている。ちなみに、抗結核薬も飲み忘れが１割以上になると治療効果が著しく低下することは第10章ですでに書いた通りである。

　ここでワクチンが効きやすいウイルス感染症と、ウイルスの型が変化するためワクチンの開発が難しい感染症があること、また、抗ウイルス薬の使い方とその効果などについて書いてきた。ウイルス感染症のことをよく知った上で、抗ウイルス薬を上手に使う必要がある。

4　寄生虫感染症

　感染症は、細菌やウイルスだけではなく、寄生虫による感染もある。寄生虫は、他の生物（宿主）の体表や体内に住みつき、宿主を利用して生きる生物である。寄生虫というと、蟯虫、回虫、条虫（サナダムシ）などが思い出される。最近は、衛生環境が良くなり条虫や回虫は少なくなってきた。夜半から早朝にかけて肛門部が痒くなる症状で分かる蟯虫は最近まで子供に発症することがあり、学校で検査していたが、現在は検査していないようである。他に頻度は少ないが、寄生虫感染症としては、マラリア、アニサキス、エキノコックスなどがある。

　この寄生虫感染に対しては、駆虫薬を飲んで治療する。ほとんどの駆虫薬は寄生虫を殺すというよりも麻痺させて失神状態に陥らせて、大便と一緒に体外に排泄するという作用機序が主になる。駆虫薬は寄生虫を麻痺させる作用を持つが、その成分が人間の体内に吸収されて血液に入ると人間にも副作用が起きてしまうものがある。サントニンという主に回虫の駆虫薬が代表的なものである。通常はサントニンを内服しても腸管からはほとんど吸収されないが、排便を促進する目的で下剤のヒマシ油を飲むと、油に溶けたサントニンが腸から吸収されてしまい、吐き気、腹痛、頭痛、めまい、一過性の黄視（黄色く見える）などの副作用が起こってしまうことがある。このことから、駆虫薬のサントニンを飲んだ時には、下剤のヒマシ油だけでなく、食用のサラダ油とかオリーブオイルなどが非常に多い食事・食品はなるべく避けることが賢明であることが分かると思う。

5　高血圧

　第11章では、薬で根本的に治すことができない病気として、高血圧、糖尿病、脂質異常症などの生活習慣病があることを書いた。生活習慣病は日頃の不摂生な生活（睡眠不足、不適切な食事、運動不足など）によって引き起こされる、あるいは悪化する病気である。高血圧、糖尿病、脂質異常症、肥満を合わせたものは「メタボリック症候群」と呼ばれ、さらに「死の四重奏」とも呼ばれて、種々の合併症を引き起こして寿命を縮めてしまう原因となる。したがって、これらはしっかりと対処すべき疾患である。

　その中の、まず高血圧症についてここで書いてみる。厚生労働省の調査では、高血圧症患者は2016年（平成28年）には1,010万人であったが、2019年には993万人に減少しているとされている。しかし、日本高血圧学会の「高血圧治療ガイドライン」には、日本の高血圧有病者数は4,300万人で、そのうち2,450万人（57％）しか治療を受けていないとの記載がある。両者の数字には大きな差があるが、いずれにしても非常に多くの人が高血圧有病者であることは確かである。高血圧そのものは、自覚症状が少ない上に直接の死因にはならない。しかし、合併症として脳卒中、心筋梗塞、心不全などの循環器疾患を引き起こしやすくなる。そして、高血圧に糖尿病、脂質異常症、肥満などが加わると、そのリスクはさらに高まってしまう。その他、高血圧は腎臓病や認知症にもなりやすくなるなど、注意すべき病気である。

　高血圧の誘因として、ストレス、老化、運動不足、肥満、塩分の摂り過ぎ、遺伝的要素などがあげられているが、これらの

誘因によって身体の中で、①血圧を上げる物質（アンギオテンシン）の産生が増加したり、②アンジオテンシンの感受性が高くなったり、③末梢血管が細くなって抵抗性が増加したり、④交感神経系が興奮して心臓からの血液拍出量が増大したり、⑤血液中のナトリウムイオン濃度が高くなって血液量が過多になったりした結果、血圧は正常値を超えて高血圧になってしまう。高血圧の人は非常に多いが、その人によっていくつかの誘因が微妙に異なり、その結果、身体の中の変化も①～⑤が複雑に影響している。そのため、高血圧患者は一人ひとりが異なった病態となっている。

　さて、高血圧の薬について考えて見ると、身体の中の変化①にはアンジオテンシン変換酵素阻害薬（ACE阻害薬）、②にはアンジオテンシン受容体拮抗薬、③にはカルシウム拮抗薬、④には交感神経遮断薬、⑤には利尿薬という具合に各々に対する薬は現在開発されて広く使われている。高血圧症のその人の身体の中で起こっている変化が①とか②とか、はっきりわかればよいが、先に述べたように高血圧症の人はこれらの体内変化が複雑な割合に混じり合っていて、絞ることができないのが現実である。医師はその人の高血圧がどの様な原因で引き起こされ、身体の中でどの様な変化が起きているのかなどを想像して最も適していると思われる薬を、最初に処方しているわけである。そして効果を見ながら、効果が少なければ、薬の量を増やすのではなく、別の薬を加えていく。基本的に血圧の薬は飲む量を増やすより、幾つかの薬を併用するという方法が最も効果が現れやすいことが分かっている。この様に、高血圧治療では複数の薬を併用することが多くなってくる。

　通常、血圧の薬は非常に長期間にわたって飲み続けることが

必要となっている。いろんな病気で同じ薬を長期間飲んでいる場合、知らないうちに副作用が出現している場合がある。私が病院に勤めていた時、高血圧でアンジオテンシン受容体拮抗薬のカンデサルタン（商品名ブロプレス）という薬を長年飲んでいた患者さんが、「歳をとったせいか、何だかこの頃めまいやふらつくことが多くなった」と話された。もしかして薬の副作用かも知れないと医師に相談したら、「薬を変更してみましょう」ということになり、末梢血管拡張薬（カルシウム拮抗薬）のニフェジピン（商品名アダラートCR）に変更することになった。「えっ、ニフェジピンですか？」と聞き返した。ニフェジピン自体にも起立性低血圧によるめまいやふらつきの副作用が多く報告されているので驚いたのだが、結局ニフェジピンを飲んでもらうこととなった。その結果、めまいやふらつき症状が無くなったということがあった。カンデサルタンの副作用のめまい、ふらつきはニフェジピンによるめまい、ふらつきとは原因が異なるということなのかも知れないが、本当に驚いたことを記憶している。この時は、カンデサルタンによるめまい、ふらつきがニフェジピンへの変更で治ったが、反対にニフェジピンによるめまい、ふらつきがカンデサルタンへの変更で治るという患者さんもいるかも知れない。あらためて副作用の難しさを知った例であった。

　ともあれ、薬を飲んでいる間は副作用が出る可能性があるので、自分の飲んでいる薬にはどの様な副作用があるかをよく知って、自分の体調の変化に気をつけることは自分を守るためにも大切であることを知って欲しい。ここで、簡単に自分の飲んでいる薬の副作用をよく知って飲むと書いたが、実際には非常に難しいことである。例えば、降圧薬の一つであるアンジオ

テンシン変換酵素阻害薬を飲んでいる時に、「空咳」という副作用が出ることがある。まさか、高血圧の治療薬で咳が引き起こされるなどとは思いもよらないと思う。実際に発売当初は医療従事者でさえ分からなかった副作用である。これが、症例が多く集まってくるようになって、やっと副作用として認知された。これが副作用の難しさである。さらに降圧薬ACE阻害薬の副作用に血管浮腫という副作用がある。最初は唇が大きく腫れて「いかりや長介さん」みたいな「たらこ唇」になる。これより恐ろしいのは「咽頭浮腫」という血管浮腫である。咽頭浮腫になると呼吸困難となり重体になることがある恐ろしい副作用である。副作用については重要なので、後の章でまとめて書くことにする。

　さて、高血圧の治療は薬物治療も重要であるが、その前に、高血圧の食事療法と運動療法も非常に重要である。塩分や脂肪の少ない食事、魚や野菜の多い食事をとり、適切な有酸素運動（1日30分程度）を続けることが薬物治療をさらに効果的にする。降圧薬を自分の判断で止めると却って悪くなると言われることがあったが、それは交感神経遮断薬などを急に止めると急激に血圧が上がること（反跳現象）があったからである。それとよく「血圧の薬を飲み始めたら一生飲み続ける必要がある」と言われることもあったが、現在では長期に飲み続ける必要がある人も多いが、約15％程度の人は食事療法や運動療法をしっかりすることによって薬を止めることができると言われている。ただ、自分の判断で薬を減量や中止をしてはいけない。医師と十分に話しながら徐々に減らして止めることができる場合があることを理解して欲しい。

6 糖尿病

　生活習慣病の一つの糖尿病も高血圧と同じく薬では根本的に治すことはできない疾患である。厚生労働省の2017年（平成29年）の調査では、糖尿病患者数329万人、糖尿病が強く疑われる人数約1,000万人、糖尿病の可能性のある人数約1,000万人で、合計約2,300万人が要注意とされる疾患である。糖尿病は直接の死因にはならないが、血糖値が高いと合併症として神経障害、網膜症、腎症、動脈硬化、血栓、壊疽、心筋梗塞、脳梗塞、その他多数の疾患の原因となり、糖尿病は万病の元といわれている。また、透析患者の最も多い原因疾患である。

　糖尿病については古くは紀元前1550年頃（約3500年前）のエジプトの資料に「やたらとトイレが近くなる病気がある」との記載があり、これは糖尿病の可能性が高い。西洋の偉人としては、バッハ、エジソン、セザンヌなど、そして日本では、菅原道長、織田信長、夏目漱石はじめ、多くの著名人が糖尿病で苦しんだといわれている。また、明治天皇も糖尿病による尿毒症で亡くなったといわれている。

　この糖尿病の原因は膵臓から分泌されるインスリンという物質の分泌量が減少する、あるいはインスリンに対する感受性が低下することで、インスリンの働きが十分に発揮されなくなることである。

　このインスリンという物質は、もともと人間が飢餓の時に身を守るために備わった物質である。血液中には利用できるエネルギーの素として、ブドウ糖が存在している。脳はブドウ糖だけをエネルギー源として働いている。生きるために非常に大事な脳、腎臓、眼の血管はインスリンが無くてもブドウ糖が移行

するようになっているが、他の組織はインスリンが無いとブドウ糖は移行できない血管になっている。これは、飢餓の状態でもブドウ糖が脳や腎臓、眼に効率よく移行するための仕組みなのである。この仕組みによって飢餓の状態でも脳や腎臓、眼が働くことができた。血糖がある程度以上になると、インスリンが分泌され、やっと他の組織でブドウ糖を使用することができる。このシステムで人類は生き延びてきたわけであるが、飢餓でなくて飽食の時代になると、インスリンの分泌過多で膵臓が疲弊してインスリン分泌量が低下したり、あるいは組織のインスリンに対する感受性が低下したりしてしまうことが出てきた。それが糖尿病なのである。糖尿病になると、インスリンの働きが弱くなり、血液中にブドウ糖が十分量存在しても血液中から組織への移行が少なくなり、組織でのブドウ糖利用が困難になってしまう。

　そもそも、高血糖（血液中のブドウ糖濃度が高い状態）がなぜ悪いのかということを書いてみる。血液や体液中にあるブドウ糖は、ほとんどが輪状の環状型で存在するが、ほんのごく一部は鎖状型になって両者は行き来している。この環状型と鎖状型の割合は常に一定となっている。困ったことに、この鎖状型のブドウ糖は他の物質と極めて結合しやすい性質を持っている。この結合を「糖化」というが、組織が糖化してしまうと機能が侵されてしまう。この結合は非常に強いため、一旦糖化された組織は元に戻らない。血液中のブドウ糖濃度が高くなると、結果として鎖状型のブドウ糖の量が多くなり、赤血球や血管壁などと結合してその機能を傷害してしまう。糖尿病では全身の血管の機能が低下し、栄養分、酸素、老廃物などの交換がうまくできなくなってしまう。また、脳、腎臓、眼の血管はイ

ンスリンが無くてもブドウ糖を移行するので、これらの臓器は高血糖でさらに糖化が起きやすいことになる。糖尿病が進行して高血糖が続けば特に腎臓病、眼障害、神経障害などが引き起こされやすいことが理解できると思う。さらに血糖値が高いと合併症として動脈硬化、血栓、壊疽、心筋梗塞、脳梗塞、その他多数の疾患の原因となることも理解できると思う。

　先に書いたように、糖尿病は基本的に薬で根本的に治すことはできない疾患である。糖尿病は基本的に膵臓の細胞が破壊されてインスリンの分泌が無くなった場合（1型糖尿病）と膵臓が疲弊してインスリンの分泌が低下したり、組織のインスリンに対する感受性が低下したりした場合（2型糖尿病）に発症する。遺伝的な原因が10%程度で、90%が過食（特に高脂肪食）、運動不足、肥満、ストレスなどの生活習慣や加齢などによって引き起こされるとされている。

　糖尿病の治療は、膵臓が疲弊してインスリンの分泌が無くなった、あるいは極めて少ない場合には、インスリンを注射して不足しているインスリンを補充する。また、膵臓の機能がある程度残っているがインスリン分泌が少なくなっている場合には、膵臓を刺激してインスリンの分泌を促進する薬を使用する。インスリンは分泌されているが感受性が低下している場合には、インスリンの感受性を上げてインスリンの働きをよくする薬を使用する。その他に、食事からのブドウ糖の吸収を抑える薬、尿からの糖分の排泄を促進する薬など非常に多くの薬が使用されている。糖尿病患者の病態や原因は一人ひとり異なるのでその病態に合わせて薬を使い分けている。例えば、同じ糖尿病でも食前でも血糖が高い人、食後の血糖が特に高くなる人、腎臓が悪い人、肥満の人などでは、その程度や重複などに

よって適切な薬を選んで使っている。

　いずれにしても、現在でも糖尿病を基本的に治す治療薬は存在していない。短時間でも高血糖になると鎖状型のブドウ糖の量が多くなり、糖化が進み元に戻らないので、高血糖を抑えた状態をしっかりと持続することが糖尿病治療の原則になる。糖尿病治療薬はそのための薬であることを十分に認識して、飲み忘れの無いようにしっかりと使用することが大切である。また、糖尿病の薬は食前に飲む薬、食直前に飲む薬、食直後に飲む薬などがあり、服用時間を守らないと効果を期待できない薬が多いので注意が必要である。

7　脂質異常症

　コレステロールは身体の中で細胞膜、神経組織、ホルモン、胆汁酸、ビタミンDなどの材料となる。中性脂肪は運動するときのエネルギー源となる。いずれも私たちの身体の中にはなくてはならない大切な物質である。しかし、これらが増えすぎてもいろんな疾患を引き起こす要因になる。食事から摂取したコレステロールや脂肪は、水である血液には容易に溶けない。そのため、アポ蛋白、リン脂質、コレステロール、中性脂肪などが集まって、リポ蛋白という小球を作り、血液に浮遊して全身に運ばれる。このリポ蛋白の中の構成や量が異常になった状態が脂質異常症である。

　2017年度（平成29年度）の厚生労働省の調査によれば、脂質異常症の治療を受けている人が220万人（男性64万人、女性156万人）いて、未治療の人がその3倍以上いるとされている。脂質異常は、直接命を脅かす疾患ではないが、動脈硬化、心筋梗

塞、狭心症、膵炎、脂肪肝、胆石症など種々の合併症を引き起こす危険が高くなってしまう。脂質異常症は、遺伝によるものもあるが、過食、高脂肪食、運動不足、肥満などによる生活習慣が原因となる場合が約80％であるといわれている。

　昭和の年代では高コレステロールが悪いということで、総コレステロールが220mg／dL以上ならコレステロールを下げましょうといわれた時代であったが、現在ではもう少し細かくなっている。コレステロールには、善玉コレステロールといわれるHDL、悪玉コレステロールといわれるLDLがあって、この量や割合が非常に大切である。悪玉コレステロールのLDLは、コレステロールを身体の隅々の組織まで運搬する役割を持っている。必要以上にLDLが多いと、血管や組織にLDLコレステロールが沈着してしまう。この沈着したLDLコレステロールが酸化されていろんな疾患の原因になるので、LDLはある程度低い方が好ましい。善玉コレステロールのHDLは、反対に抹消の余分なコレステロールを拾い上げて肝臓に戻す作用を持っている。そのため、HDLは高い方が好ましいということになるが、最近は異常にHDLが高いのも良くないことが分かってきた。中性脂肪は、HDLを減少させてしまうことや、LDLを小型にして超悪玉のLDLに変化させてしまうことが分かっている。

　このLDL、HDL、中性脂肪の量や割合が正常範囲ではないことが脂質異常症であるが、人によってLDLが特に多い人、HDLが低い人、中性脂肪が多い人、中性脂肪とLDLが両方に多い人など、人によって様々な脂質異常症の形がある。したがって、脂質異常症の治療薬としてLDL量を下げる、HDL量を上げる、中性脂肪量を下げるなどのいろいろな薬が使用されている。スタチン系といわれる薬は、主にLDLを下げる作用が強く、フィ

ブラート系といわれる薬は中枢脂肪を下げる作用が強いとされている。ただ、基本的にスタチン系とフィブラート系と一緒に飲むと、横紋筋融解症という副作用が出やすいので注意が必要となる。実際にはコレステロールと中性脂肪の両方が高い脂質異常症の人が多いので悩ましいところである。横紋筋融解症は、身体の筋肉が溶けてしまうという恐ろしい副作用で、尿が赤っぽくなったり、脱力感が出て体に力が入りにくくなってしまったりする副作用である。ちなみに、血中のコレステロールは肝臓で作られるものが70〜80％で、食事由来のコレステロールは10〜20％とされている。スタチン系の薬はこの肝臓でのコレステロール産生を抑制して血中コレステロールを低下する薬で作用は強いことになる。以前はコレステロールを多く含む卵や魚卵などを摂取しないように指導された時期もあったが、現在ではその効果は低く、脂質異常症の人でもこれらの高コレステロール含有の食品にはそれほど厳しい規制はしない。しかし過食や高脂肪食は避けた方が良いとされている。

　脂質異常症も生活習慣病なので、その治療は薬だけでなく、食事療法、運動療法が非常に大切になってくる。過食や高脂肪食は避けて、適度な有酸素運動を続けながら薬を飲むことを忘れないようにする必要がある。

8　便通異常（下痢と便秘）

　便通異常（下痢と便秘）は一時的なものであれば、それだけでは病気といえるものではないかもしれない。正常に胃腸が働いていれば下痢にも便秘にもならないが、何らかの異常がある場合に下痢になったり、便秘が続いたりして正常な生活に影響

が出る場合がある。その様な時には下痢や便秘を止める目的で薬を使用することがある。

　下痢や便秘について考えるには、まず正常な胃腸の働きと便の生成について理解することが必要となる。動物や人間は基本的に食物を口から食べて小腸で栄養分を吸収することでエネルギーを得ている。まず、口で食物を咀嚼して唾液とともに胃に送り込む。胃に食物が入ると非常に強い酸である胃酸を含んだ消化液が分泌されて蠕動運動が始まる。消化液と蠕動運動によって、食べ物は栄養分を摂りやすい泥状の形になる。この胃には食物と一緒に入ってきた病原菌などを殺菌する、また、熱いものや冷たいものが直接小腸に入らないように温度調整をする役目もある。そして食べ物は胃から小腸に入る。小腸は十二指腸、空腸、回腸という部分に分けられている。十二指腸は胃に続く部分で、指12本を横に並べた長さということに由来するが、実際にはそれより長く約25cmの長さの腸である。この十二指腸では、膵臓からの膵液や肝臓で作られて胆嚢に溜められていた胆汁などの消化液が分泌されて蛋白質をアミノ酸に、炭水化物をブドウ糖に、脂肪をモノグリセリド、脂肪酸、グリセロールなど吸収しやすい形に分解するとともに、カルシウム、マグネシウム、鉄などを吸収する。そして食べ物は空腸へ、さらに回腸に送られる。この空腸と回腸でほとんどの栄養分が吸収される仕組みになっている。栄養分を効率よく吸収するために、空腸と回腸には襞や絨毛などがあり、表面積が広くなっている。ちなみに、小腸粘膜を広げるとテニスコート１面分の広さになると言われている。私たちが食べた食事をテニスコート１面分に広げて吸収するのであるから、その効率は本当に高いことが想像できる。栄養分が吸収された食べ物は、大腸に送

られるが、大腸は盲腸、上行結腸、横行結腸、下行結腸、Ｓ字結腸、直腸からなっている。大腸では消化液を含んだドロドロの液状の内容物から水分や電解質を吸収して便を作る。この便は、単なる食べた食物の残りかすではない。糞便の成分を調べてみると、水分が70〜80％、腸内細菌とその死骸が10〜15％、他に腸管から剥がれ落ちた腸管上皮細胞などが含まれていて、食物残渣は約５％と思ったより少ないものである。大腸内で形成された便は、Ｓ字結腸に溜まる。Ｓ字結腸にある程度以上の量の便が溜まると、便が直腸に押し出されて直腸が押し広げられる。その時の直腸の刺激が脳に伝わって便意を感じる仕組みになっている。

　大腸では粘液が分泌されるが、この粘液は糞便を滑らかにして粘膜上皮と便を分離容易にする作用、細菌に対する防御の作用を持っている。胃内や小腸内には細菌がほとんどいないが、大腸内には多くの腸内細菌が存在していて、その中には食物繊維を発酵分解したり、ビタミンＫを産生したりする細菌が存在している。この大腸内に存在する細菌の種類は非常に多く1,000種類以上、100兆個以上という報告もある。これらの細菌は、種類ごとにグループを作っていて、顕微鏡で腸を覗くとあたかもお花畑（フローラ）のように見えることから「腸内フローラ・腸内細菌叢」と呼ばれている。人間を作っている細胞数は約60兆個といわれているので、腸内細菌叢の細菌数は私たちの細胞数より多いことになる。大腸内の細菌の総重量は１〜２kgもあり、最近の研究では腸内細菌叢がお腹の調子だけでなく、免疫システムやメタボリックシンドロームにも関わっていることも分かってきた。腸内細菌は、その働きによって３つに分けられている。１番目は乳酸菌、ビフィズス菌などで私た

ちの身体を守る善玉菌、2番目が有毒株の大腸菌、ウエルシュ菌、ブドウ球菌などで増えすぎると身体に悪影響がある悪玉菌、3番目は無毒株の大腸菌、バクテロイデス、レンサ球菌などで状況によって善玉菌の味方をしたり悪玉菌の味方をしたりする日和見菌である。悪玉菌というと悪い菌と思われているが、たしかに増えすぎると身体に悪影響を与えるが、肉類の蛋白質分解には必要な細菌となっている。この細菌の割合は、善玉菌2：悪玉菌1：日和見菌7の割合が理想的であるとされている。高齢になったり、不適切な食生活、運動不足などがこの腸内細菌叢のバランスを壊すといわれている。この大腸内の腸内細菌叢は非常に重要で、腸内細菌叢の異常が病気に繋がることもある。

さて、便中の水分量は非常に重要で便の硬さに大きく影響する。便中の水分量が70～80％の時が正常で、平滑で軟かいソーセージ状の便となる。水分量が70％以下になると硬便になり、ソーセージ状の硬い便、さらにコロコロと硬い兎糞状の便になり、便秘気味になる。反対に水分量が80～90％になると軟便～泥状便で下痢気味になり、90％以上になると水様便になって激しい下痢になる。

9　下痢と止瀉薬（下痢止め）

下痢は、専門的には便中の水分が増加して排便回数が増えて1日6回以上になり、24時間便重量が250g（水分量250mL）以上になるような状況であるが、通常、私たちは便がゆるくなり排便回数が増えることを下痢といっている。排便回数が多くなることは苦痛で精神的にも大変であるが、身体としては脱水症

状と電解質喪失を起こしやすいので注意が必要となっている。ひと口に下痢といっても、原因と症状によって非常に多くの下痢に分類されている。まず、急性の下痢と慢性の下痢に分類される。急性下痢には、食事性（食べ過ぎ、飲みすぎ、消化不良など）、感染性（細菌、ウイルス、原虫など）、中毒性（ヒ素、鉛、水銀、毒キノコなど）、心因性のものなどがある。慢性下痢には、過敏性腸症候群、ホルモン分泌異常、粘膜吸収不良性、炎症性（潰瘍性大腸炎、クローン病）などのものがある。私たちが町の薬局で購入して使用する下痢止めは、食事性や心因性の急性下痢、そして過敏性大腸炎による慢性下痢が対象で、他の疾患による下痢には、医師による診断の下に薬を使用する必要がある。

　下痢に対して使用される薬の種類はいろいろある。まず、腸管の蠕動運動を抑制して下痢を抑える薬がある。すぐに下痢を抑えたいときに飲むとよいとテレビなどで宣伝されているのはこの薬である。この蠕動運動抑制薬は食べ過ぎ、飲み過ぎ、寝冷えはじめ多くの下痢に有効で広く使われているが、無理やり蠕動運動を抑えるので、食中毒菌による下痢の時は、かえって細菌を腸内に留めてしまうので使用してはいけない下痢止めである。副交感神経を抑制して蠕動運動を抑えるので眠気を誘うことになり、車の運転も避けなければならない。小児（15歳以下）や妊婦にも避けるべき薬となっている。

　腐りかけの物を食べて下痢をした、いわゆる食あたりの下痢には、腸管内殺菌作用を持つ下痢止めが使われる。昔からベルベリン、クレオソート、アクリノール、オウレン、オウバクなどが使われている。ベルベリンはオウバクやオウレンの主成分である。クレオソートはフェノール（石炭酸）、クレゾールな

どと類似の化合物で、このクレオソートを含む整腸剤は正露丸として商品化されてよく知られている。傷口の消毒にも使われる黄色の色素アクリノールも腸内殺菌作用を示すので、下痢止めに使用される。ただ、注意しなければならないのは、これらの腸管内殺菌作用を持つ薬は腸内の細菌を殺すが、菌体内毒素を持つ細菌、例えば腸管出血性大腸菌（O157等）や赤痢菌などは、細菌を殺すことで菌体内の毒素が体内に放出されて、症状が悪化したり治療期間が長くなったりする恐れがある。

　腸管上皮粘膜のびらん（ただれて傷ついた状態）によって引き起こされた下痢には収れん成分の入った下痢止めが使われる。収れん作用とは、蛋白質と結合して蛋白質を変性させて凝固させることにより薄い皮膜を形成する作用をいう。蛋白質の変性の例は液状の生卵が固形のゆで卵になる場合を想像してもらえばよい。すなわち、腸管粘膜のびらんしている部分に収れん成分が結合すると、表面の蛋白質が変性して、薄い固形の皮膜を形成してびらん部分を保護・修復して、外からの刺激を防ぎ、結果として下痢を抑える。収れん成分としては、タンニン酸アルブミン（タンナルビン）、五倍子、オウバク、オウレン、次硝酸ビスマス、次没食子酸ビスマスなどが使われてきた。ビスマス剤は便が黒くなったり、腸管出血性大腸菌感染症の症状が悪化したり治療期間が長くなる恐れがあり、他の副作用も多いため、使用頻度は低くなってきた。

　大腸内細菌叢の変動によっても下痢は引き起こされることがある。この下痢には、生きた善玉菌を含んだ薬、すなわち整腸生菌製剤が使用されることが多い。腸管内で乳酸を生成する乳酸菌、酢酸を産生するビフィズス菌（ビオフェルミンなど）、酪酸を産生する酪酸菌（ミヤリサンなど）などがある。これら

の菌は産生する酸で腸管内のpHを下げて悪玉細菌の増殖を抑制し、善玉菌の増殖を促し、腐敗物質を減少させることにより整腸作用を発揮すると言われている。注意すべきは、同じ下痢止めでも腸内殺菌成分との併用は避ける必要がある。

　ここまで下痢の原因は非常に多様であることを書いた。食中毒や細菌性の下痢は、有害物質を体外に排出させようとする自然な防衛反応なので、やみくもに下痢を止めればよいというものではない。このように下痢になった場合には、下痢を止めることよりもまず原因を見きわめることが大切で、原因によって選択する薬が異なってくる。激しい下痢は脱水症状をまねきやすいので、小さい子供や高齢の人は水分を補給しながら適切な下痢止めを飲んで下痢を止めることを考える必要がある。

10　便秘と緩下薬（下剤）

　便秘とは通常、糞便量が少なく、排便後に残留感がある、あるいは排便回数が少ない状態を便秘と言っている。排便回数は個人差が大きいが、通常1日1〜2回が理想的である。しかし、4日以上排便がなかったり、週に2回以下の排便であったり、便が硬く排便が苦痛な場合、残便感があるなども便秘と理解されている。腸管や腹腔内に腫瘍ができたり、腸管が癒着したりする便秘は器質性便秘といって、薬では治すことができない便秘である。私たちが薬で治そうとする便秘は機能性便秘といって、直腸性便秘、弛緩性便秘、痙れん性便秘、薬物性便秘、食事性便秘などがあるので、これらについて書いてみる。

　まず、最も頻度の多い便秘は、女性によくみられる直腸性便秘である。直腸は肛門の直前の大腸で、通常は内容物がなく空

の状態となっている。そこにS字結腸から便が入ってくると反射で便意を催して排便を促す。ところが、度重なる便意を我慢したり、下剤・浣腸剤を必要以上に使用したりした結果、直腸に便が到着しても直腸の感受性が低下してしまう。この直腸の感受性が低下した結果、便意が起こりにくくなった便秘が直腸性便秘で、習慣性便秘とも言われている。

　以前、小学生の女の子が、毎日パンツに下痢っぽい便がついてしまうので、母親が習慣性下痢ではないかと医師に相談した症例を聞いたことがある。結局、これは下痢ではなく、学校で排便を我慢しているうちに便意を感じにくくなり、便が直腸内に溜まり固まってしまい、かろうじてその硬い便の真ん中を軟らかい便が通ってパンツを汚すという症例であった。ここまでくると薬では対処できず、医師が肛門から便を取り出す摘便しか方法はない。この直腸性便秘の改善法としては、食物繊維を多く含む食事（野菜、海藻、きのこ、豆類、玄米、果物など）を規則正しく摂取する、腹式呼吸、30分以上の歩行運動などが有効とされている。その上で、朝、トイレタイムに時間的余裕を持つ生活や便意をこらえないなどの生活が重要になってくる。また、下剤を継続使用すると直腸性便秘になりやすいので安易な下剤の使用には注意が必要である。

　弛緩性便秘は、大腸の緊張低下、大腸運動の鈍化、腹筋力の衰えなどが原因となる便秘で、高齢者、長期療養者、出産後の女性に多く見られる。改善法としては、直腸性便秘の時と同じく食物繊維を多く含む食事を規則正しく摂取すること、また乳酸菌を含むヨーグルト、発酵食品の納豆やキムチなども有効である。毎日の適度な運動も改善法の一つとして大きな位置を占める。

痙れん性便秘は、ストレスや自律神経系のアンバランスによって副交感神経系が過緊張になり、その結果、結腸に痙れんが起こって狭くなり便の通過が妨げられる便秘である。ウサギの糞のようなコロコロした便になることが多い。しばしば下痢と交互に起こる。改善法としては、精神面での余裕を持った（ゆとりを持った）生活、規則正しい生活習慣を心がけること、腸粘膜を刺激する香辛料（カレーや辛子など）を避けることなどがある。

　次に薬物性便秘について説明する。病気の治療のために麻薬（モルヒネなど）、抗うつ薬、鎮咳薬（コデイン、抗コリン薬）、鼻水の薬（抗ヒスタミン薬）、抗パーキンソン病薬、降圧薬などを使った時に、その副作用として起こされる便秘を薬物性便秘と呼んでいる。癌の疼痛治療にはモルヒネ類が使われるが、モルヒネ類は消化管にあるオピオイド受容体と結合して消化管の蠕動運動を抑制するので便秘を引き起こす。この消化管抑制作用は鎮痛作用を現わす量よりも少量で起こしてしまうことが分かっている。すなわち、鎮痛作用を現わす量では必ず便秘を引き起こしてしまう。以前、ご高齢の婦人がモルヒネを使った時に便秘が起こったが、そのまま便秘の治療をしなかった結果、亡くなった時に硬い便が大腸に充満していたという症例報告を見たことがある。私が病院に勤務していた時、モルヒネを使う時には、便秘の確認とその対策を徹底して実施していたが、コントロールはなかなか難しいものであった。しかし、2017年（平成29年）にモルヒネの鎮痛作用を減弱させることなく消化管のオピオイド受容体と結合してモルヒネの蠕動運動抑制作用を抑制して便秘症状を緩和するナルデメジンが発売された。現在、ナルデメジンはモルヒネ類の便秘対策には欠かせな

い大きな武器となっている。

　話を便秘に戻すと、モルヒネだけでなく非常に多種類の薬が抗コリン作用という副作用を持っており、便秘を引き起こすことが分かっている。そして、少食、食事の偏り、運動不足などがこの薬物性便秘を助長すると言われている。食生活や毎日の運動を心がけることが必要である。

　その他、便秘には繊維の少ない偏った食事や小食によって腸壁に刺激が起こりにくくなった結果生じる食事性便秘もある。食生活の見直しが必要な便秘である。

　以上の様に、便秘は原因によって多くの種類があるが、この便秘に対して使う緩下薬（通常は単に下剤と呼ばれている）にも、塩類下剤（浸透圧下剤）、膨潤性下剤（膨張性下剤）、湿潤性下剤、刺激性下剤、漢方薬など多くの種類がある。

　塩類下剤（浸透圧下剤）は、腸管内容の浸透圧を高めることにより水を分保持して、便を柔らかくして体積を増すことにより腸管を刺激して便通を促進する緩下剤である。十分な水と一緒に飲むことによりさらに効果的になる。習慣性が少なく長期間飲むことが可能である。酸化マグネシウム、硫酸マグネシウムなどで、お腹の痛くなりにくい下剤と宣伝されることがある。

　膨潤性下剤（膨張性下剤）は、腸管内で水分を吸収して膨張して硬い便を柔らかくして便の体積を増すことにより腸管を刺激して便通を促進する緩下剤である。塩類下剤と同様に十分な水と一緒に飲むとより効果的にある。膨潤性下剤は腸内細菌や腸内異常発酵による毒素を吸収する働きも持っている。プランタゴ・オバタ種皮、カルメロース（CMC）などがある。

　湿潤性下剤は、界面活性作用で糞便中への水分の移行を促進

して硬い便を柔らかくして便の体積を増すことにより腸管を刺激して便通を促進する緩下剤である。やはり水分を一緒に摂取するとさらに効果的となる。ジオクチルソジウムスルホサクシネート（DSS）などがある。

　刺激性下剤は、大腸を刺激して腸の蠕動運動を促進する緩下剤である。ビサコジルは直接大腸を刺激するが、ピコスルファートナトリウム、センナ、センノシド、ダイオウなどは腸内細菌によって分解されて刺激物質に変化して大腸を刺激する。直腸性便秘（習慣性便秘）をはじめ多くの便秘に広く使用されている。錠剤、顆粒、水剤、坐薬などいろんな剤形が市販されていて、量の調節が容易なものもある。高齢者や幼小児にも用いられるが、妊婦には早産を誘発する可能性があるので注意が必要となっている。現在では最も多く使用されている緩下剤であるが、使い続けると刺激に対して鈍感になるため、習慣性になって効きにくくなる場合もあるので、安易な長期使用は避けるべき緩下剤である。

　便秘に用いられる代表的な漢方薬として大黄甘草湯がある。大黄（ダイオウ）は腸内細菌で分解されて直腸を刺激し、甘草は腹痛を抑える作用があるといわれている。しかし、大黄には子宮収縮作用および骨盤内臓器の充血作用があるため妊婦が使用すると流早産の危険性があるので使用しないことが望ましいとされている。防風通聖散という漢方薬は体格のしっかりした人（実証）の便秘に使われることがある。テレビなどではダイエット目的で宣伝されている場合が多い漢方薬である。ただ、防風通聖散は虚弱体質の人（虚証）には適さない漢方薬であるので安易に使用しない方が良い。ちなみに私が病院に勤務していた時にこの防風通聖散を長期間飲んで肝機能障害を起こした

患者さんがいた。

　ここまで便秘の種類、そして緩下薬の種類について書いてきた。便秘は食事や生活習慣が原因となることがほとんどである。まず、十分な食物繊維を含む食事を1日3回規則正しく食べて、十分な水分も摂取し、決まった時間の排便、十分な睡眠、適度な運動などを心がけることが必要である。それでも便秘になってしまった際は、便秘の種類によって使用する緩下薬が異なってくるので、自分の症状に合った薬を選ぶのが重要となってくる。最後に、血便が見られた場合や長期にわたって便秘が続く場合などは、医師に受診することが必要であることも付け加えておく。

11　発作予防が大切な病気、喘息とてんかん

　今から50～60年くらい前の、私が小・中学生時代には、周りに喘息発作で苦しむ子供を何人も見たものである。大人になると何となく軽くなってしまう例も多く、これは小児喘息といわれた。しかし、大人になっても喘息が続く人がいるし、大人になってから喘息を発病する人もいて、大人になってから発病すると予後が悪いという人も多い。

　喘息は、もともと呼吸をする気道や気管支が炎症を起こして、空気が通る気道・気管支が細くなり、分泌物が溜まりやすくなる。それらが原因となって息苦しさ、「ゼーゼー、ヒューヒュー」といった喘鳴（ぜんめい）や、激しい咳が出るなどといった発作を起こす。喘息発作は息を吸う時よりも吐く時の方が困難といわれる。喘息を引き起こす刺激には、ダニ、ハウスダスト、花粉、カビなどのアレルゲンといわれているものや、

タバコ、寒さ、過労・ストレス、薬など、多くのものが刺激となる。これらの刺激によって発作が引き起こされるが、一度発作が引き起こされてしまうと、次にはそれより軽い刺激でも発作が引き起こされてしまう。そして、何度も発作を繰り返していると、気管支の気道壁そのものが厚く硬くなってしまう。これを気道のリモデリングというが、気道のリモデリングは発作になり易く重症になって喘息の難治化につながる。

　この喘息に使う薬については目的が大きく二つあるので、これをよく理解した上で使う必要がある。まず、喘息発作が起きてしまった時は、気管支を拡げたり、炎症を強力に抑えたりする薬を点滴したり、飲んだり、吸入したりする。これは適切に使用すると発作を抑えるので有効ではあるが、発作時に下手に使い過ぎると副作用がでることがある。特に気管支を拡げる吸入薬を過度に使用して死亡するという事故が起きている。過去にイギリスで何人もの死亡例が報告された。また歌手のテレサテンなども吸入喘息治療薬の過度の使用による死亡とされている。そのため、「吸入の喘息薬は怖い」という認識が広まってしまった。

　しかし、その後の研究で、喘息は気管支の慢性の炎症が原因であることが分かり、その炎症を治療して発作を予防することが最も大切であることが分かってきた。その炎症を抑えて発作を予防するには、副腎皮質ホルモン（ステロイド）の吸入が最も有効であることも分かってきた。この吸入薬は、発作していない時にしっかりと使用して、発作を起こりにくくするという目的で使用する。同じ吸入の喘息治療薬だが、気管支を拡げる発作時に使用する吸入薬（これをリリーバーと呼んでいる）と、炎症を抑える発作のない時に発作予防目的で継続的に使用する

吸入薬（これをコントローラーと呼んでいる）はまったく違ったものであることをしっかりと認識して使用する必要がある。「吸入は怖い」とか「ステロイドは怖い」という先入観から使用を避ける人がいるが、現在のコントローラーの喘息のステロイド吸入薬には副作用はほとんど無いので、しっかり継続して使用する必要がある。

　てんかんは、脳の神経細胞に激しい電気的刺激が突然発生して興奮し、身体にいろんな症状（発作）を引き起こしてしまう病気である。発作には手足をガクガクと曲げ延ばす「間代発作」、全身が突っ張り硬くなる「硬直発作」、短時間の意識消失「欠神発作」などいろんな発作がある。このてんかんの治療は薬物療法が主になる。人によっててんかん発作の形は異なっているので、使用する薬の選択などで苦慮することが多い。また、発作を起こしてしまうと、次の発作が起こりやすくなってしまうので、なるべく発作を起こさない状態を長く保つ必要がある。てんかんは、医師と一緒になって自分に適した薬を探し出して、発作を起こさないように飲み忘れをしないでしっかりと飲む必要がある。

12　不眠と薬

　先日、雑誌に「日本人の5人に1人、60歳以上の3人に1人が不眠を訴える」と書いてあった。私自身は不眠を感じたことがないので、本当かなぁと思いながら、インターネットで調べてみた。そうすると、厚生省のe-ヘルスネットに、一般成人の30～40％（慢性不眠は約10％）、60歳以上では半数以上の人が不眠症状を有し、成人の5％が睡眠薬を飲んでいるという記事

があった。

　睡眠は元々私たちが生きるために必須の行動である。昔からの拷問で一番つらい拷問は眠らせないという拷問であるという説もあるほど人間の体は眠りを必要としている。通常は眠りにつくと最初に深い眠り（ノンレム睡眠）に陥る。ノンレム睡眠は脳の睡眠が中心で、全睡眠の70〜80％を占める。脳波は徐派が多くなり、心拍数・呼吸数はやや減少する。睡眠はその後比較的浅い睡眠のレム睡眠に移行する。レム睡眠は体の眠りが中心で、全睡眠の20〜30％を占める。レム睡眠の特徴は、寝ているのにピクピク眼球が動く急速眼球運動（Rapid Eye Movement）で、頭文字をとってREM（レム）睡眠と呼ばれる。レム睡眠では脳が活発に働いており、記憶の整理や定着が行われている。夢もレム睡眠の時に見るといわれている。睡眠はノンレム睡眠からレム睡眠に移行するサイクルで約80〜90分間隔で繰り返している。

　この睡眠がしっかりとれていれば問題ないが、多くの原因によって質の良い睡眠がとれなくなり、そのことを苦痛に感じて不眠として訴えることになる。不眠の原因は、時差、枕が変わる、暑さ、騒音、明るさなどの環境要因、年齢、性差、頻尿、痛み、痒み、更年期などの身体要因、悩み、イライラ、極度の緊張、精神的ストレスなどの心の要因、アルコール、カフェイン、運動不足、薬の副作用などの生活習慣要因と極めて多岐にわたる。

　不眠と睡眠障害は混同しやすいが、ちょっとニュアンスが異なるのでこれを理解していただきたい。よく眠れないと訴えるのは不眠であり睡眠障害の一因とはなるが睡眠障害ではない。不眠も睡眠障害の原因となりえるが、他に睡眠時無呼吸症

候群、レストレスレッグス症候群（むずむず脚症候群）、周期性四肢運動障害、うつ病などの病気によって質の良い睡眠が十分にとれなくて、日中に眠気やだるさ、集中力低下などを引き起こす状態が睡眠障害である。これらの病気による睡眠障害はしっかりとした専門医での診療と治療が必要になる。

　ここで病気が原因による睡眠障害でなく、通常の不眠にたいする薬について書いてみる。医師の診療では、不眠は寝つきが悪い「入眠障害」、夜中に目が覚めて眠れない「中途覚醒」、予定の2時間以上前に寝覚めてしまう「早期覚醒」、眠りが浅くて寝た気がしない「熟眠障害」の4つのパターンに分類される。何故この様に分類するかというと、それぞれに使用する薬が違うからである。入眠障害には、速やかに効果が出て作用時間が短い薬が選ばれる。中途覚醒にはもう少し作用時間が長いものが選ばれるなど、その人の不眠に合わせて薬を処方しているのが現実である。主にベンゾジアゼピン系といわれる種類の薬が使用されている。人それぞれ不眠のタイプが異なるので、簡単に不眠だからといって自分の睡眠薬を他の人に譲ったり、他人の睡眠薬を貰ったりすることは避けなければならないことがお分かりだと思う。

　睡眠薬について徐々に効かなくなって服用量が多くなってしまうと心配される人が結構いる。昔のバルビツール酸などの睡眠薬ではそのようなことがあったが、現在使用されている睡眠薬は継続して使用しても効果が減弱して増量が必要となることはほとんどない。また昔の睡眠薬では自殺をすることができたが、現在の睡眠薬は100錠飲んでも自殺することはできないくらい安全な薬となっている。

　さて、睡眠薬は医師から処方される医療用医薬品の睡眠薬だ

けではなく、薬局で購入するいわゆる一般薬（OTC）の睡眠薬もある。このOTCの睡眠薬は抗ヒスタミン成分を主体とする薬である。抗ヒスタミン成分はアレルギーの症状を抑える作用を持っているが、抗アレルギー作用の他に脳に働いて眠気を起こす作用があるので、睡眠薬としても使用されている。OTCの睡眠薬は一時的な睡眠障害に使用するものであり、慢性的な不眠症や医療機関で不眠症と診断された人には不適である。ちなみに、抗ヒスタミン成分は他にめまいを抑制する作用を持っているので乗り物酔いの薬としても使用されている。抗ヒスタミン成分は、花粉症の薬、睡眠薬、乗り物酔いの薬、風邪薬などに配合されることが多いので、これらの重複服用で抗ヒスタミン成分の過量服用にならないように注意する必要がある。

　実際の睡眠障害は訴えより少ないので、不眠で死ぬことはないと思って眠れないことを必要以上に気に病まないように助言したい。そして、不眠は生活習慣を見直すことで不眠から解放されることが多いので、それについてもう少し書いてみる。まず大切なのは朝起きる時間を一定にしてなるべく日光に当たることである。朝起きて日光に当たると体内時計がリセットされて活動状態に導かれる。この時、睡眠ホルモンといわれるメラトニンの分泌が止まる。メラトニンは目覚めてから14～16時間経過すると分泌され、徐々に増えて眠気を感じるようになる。睡眠不足だからといって休日にお昼くらいまで寝ることは体内時計を狂わすので避けた方が良い。睡眠不足には昼寝は有効であるが、20分位、そして午後3時前にしないと夜の睡眠の質を下げてしまう。深酒や寝酒は睡眠の質を下げる。そして直前のお風呂もかえって寝付きが悪くなる。したがってお酒やお風呂は就寝の3時間以上前に終わるように心がけるべきである。

13　骨粗鬆症の薬は効くの？

　更年期を過ぎると女性ホルモンの減少によって骨粗鬆症のご婦人が多くなってくることはよく知られている。この骨粗鬆症でいろんな薬を飲んでいる方がいるが、ここで骨粗鬆症とその薬について書いてみる。

　まず骨の働きと役割について考えてみる。骨は身体を支える・姿勢を保つなどの「支持機能」、脳や内臓などの器官を衝撃から守る「保護機能」、骨髄で赤血球、白血球、血小板などを作る「造血機能」、カルシウムを貯蔵して血液中のカルシウム量を一定にする「貯蔵機能」、オステオポンチンというホルモンを産生する「ホルモンの産生機能」など多彩な働き・役割を担っている。骨は常に破骨細胞によって壊され（骨吸収という）、骨芽細胞によって造られ（骨形成という）いる。通常は骨吸収と骨形成が平衡していて骨には変化が無いように見えている。女性ホルモンが少なくなると骨芽細胞の働きが弱くなって骨形成が低下するため骨粗鬆症になりやすくなるとされている。

　ここで骨が造られるために必要な栄養は以下の通りである。最初に頭に浮かぶカルシウムは骨の構成成分である。カルシウムは体の中で最も量が多いイオンで筋肉を動かす時など生体が生きていくために必須のイオンである。そのために血中カルシウムイオンが低下した場合には骨に蓄積してあるカルシウムが溶けだして補給するシステムになっている。次に骨の20〜25％を構成する有機質の成分に蛋白質コラーゲンがある。そしてイオンのリン、マグネシウム、亜鉛、鉄、銅、マンガンなどがある。これらを利用するために必要なビタミンC（コラーゲン生

成)、ビタミンD（カルシウム、リンの吸収)、ビタミンK（骨の石灰化）などが適切に働いて骨を造っている。

　骨粗鬆症治療薬として、ビタミンD、カルシウム、ビタミンK、ビスフォスフォネートなどが処方されて使用されているが、骨の形成に必要な多くの栄養を考えると、一部の栄養が著効を示すことは少ないと予想される。一部の補給ではなくこれら骨の形成に必要な栄養を総合的に食事として摂取することが推奨される。さらに骨の形成には骨への負荷（刺激）が必要である。骨への刺激によって骨芽細胞が活性化するので骨への負荷は必須である。骨への刺激は縄跳び、ジョギング、ランニング、ウオーキングなども有効であるが、最も有効なのは「踵落とし運動」である。つま先だってストンと踵を勢い良く落とすと、頭の重みが骨に集中して骨への刺激が最も期待できるらしい。踵落とし運動は無理なくできる運動なので是非毎日行って欲しい。

　この第12章では、いろんな病気の例をあげて、薬がどの様に作用してその病気を治そうとするのか、病気と薬の関係について書いた。薬を使うときは、まず、その病気を十分に理解して、その上で使う薬がどの様に作用するのか、そして副作用など、十分な知識を持って、有効かつ安全に使うことを心がける必要がある。

第13章　薬の副作用

　第 8 章では、薬の副作用による薬害について書いたが、ここで改めて薬の副作用について例をあげながらまとめてみる。

1　副作用って何だろう

　薬の話をしていると、副作用について聞かれることが多い。「副作用」という言葉は、もともと医学や薬学の薬理学の中で出てきた言葉であるが、現在では、一般的に薬を使用することによって生じる不都合な作用が副作用として認知されている。

　一つの薬物は幾つかの薬理作用を持つことが普通であり、その中の一つの薬理作用を利用して病気を治すために薬を使用していることがほとんどである。薬理学では、薬物の薬理作用の中で、目的とする作用を主作用、目的以外の作用を副作用と定義している。例えば、アスピリンには鎮痛作用、解熱作用、消炎作用の三つの異なった作用がある。頭痛や打撲などで痛みがある場合に痛み止めとしてアスピリンを飲むときは、鎮痛作用が主作用であり、他の解熱作用、消炎作用は副作用となる。また風邪で発熱がある場合には、目的とする解熱作用が主作用で、鎮痛作用、消炎作用は副作用となる。薬理学では、この様に目的とする作用以外を副作用と定義していた。一方、実際に薬を使用した時に、その人にとって目的以外の好ましくない作用がでることがよく知られるようになってきた。これは本来、有害作用、有害事象といわれるものであるが、この人に好ましくない有害事象や有害作用を私たちは「副作用」と呼ぶように

なってきた。現在、世間一般に「副作用」とは「本来の目的以外の好ましくない作用」と理解されている。医薬品添付文書や医薬品説明書でも目的以外の好ましくない作用を「副作用」という言葉で説明している。

2　怖い重篤な副作用

　ほとんどの人は新聞や雑誌で「重篤な副作用が発生した」という記事を見たことがあると思う。最初にこの「重篤な副作用」とはどんな副作用なのかを説明してみる。

　重篤な副作用とは、死に至る副作用、生命を脅かす副作用、治療に入院または入院期間の延長が必要な副作用、永続的または顕著な障害・機能不全に陥る副作用、先天異常・先天性欠損をきたす副作用、その他医学的に重篤な状態と判断される副作用などを言っている。

　一方で、副作用が「重症である」という表現があるが、これは「重篤」とは意味が違っている。例えば、抗がん剤を投与すると白血球減少などが起こるが、これは生命にかかわる重篤な副作用である。しかし、頭髪の脱毛、手足のしびれ、浮腫などは、本人にとっては非常に辛くて大変で重症な副作用であっても、これらは重篤な副作用ではなく、重症（重度）の副作用と説明される。

　最初の症状が軽くても重篤で注意が必要な副作用がある。例えば、バセドウ病など甲状腺機能亢進症の治療薬にプロピルチオウラシル（商品名チウラジール）という薬があるが、この薬を飲んでいると、熱が出て喉が痛いなど風邪をひいたような症状が現れることがある。この症状が本当に風邪によるものなら

ば問題ないが、時として、これは「顆粒球減少症・無顆粒球症」という非常に重篤な副作用の初期症状のことがある。白血球には免疫を担当するリンパ球の他に、細菌を殺す作用がある好中球などが数種類あり、これらは顆粒球と呼ばれている。この顆粒球が減少すると細菌感染を引き起こしやすくなり、時として死に至る例があるので、症状は重症（重度）でなくても非常に怖い副作用なのである。

　他の重篤な副作用の例として思いつくままに書いてみると、アナフィラキシー、中毒性表皮壊死症、薬物性肝障害、感染性肺炎、横紋筋融解症、悪性症候群、血管浮腫、消化性潰瘍、高血糖、手足症候群、薬剤性パーキンソニズムなど多くの副作用がある。多くの薬はこの重篤な副作用を持っているので、その事をしっかり理解したうえで薬を使用する必要がある。

3　副作用の発症機序

　薬物が副作用を引き起こす機序については、通常二つが考えられている。まず、一つ目は薬理作用による副作用である。ほとんどの薬は1個だけでなくいろんな作用を持っているで、目的とする作用以外の薬理作用によって起こる副作用がある。例として、抗アレルギー薬を飲んだ時に、抗アレルギー薬が持っている催眠作用で眠くなることがある。花粉症などで抗アレルギー剤を飲んでいる時に、この「眠気」は好ましくない作用なので副作用となる。また、多くの解熱鎮痛薬は、鎮痛作用や解熱作用の他に胃腸障害という副作用がある。他に、癌の痛み止めのモルヒネ類には、便秘や眠気という副作用があることはよく知られている。

薬理作用の違いでなく、ある薬を過量に飲んだ時に、必要以上に薬理作用が出て、これが副作用として現れることがある。これは中毒性の副作用といわれるものである。例えば、強心薬のジギタリスは、通常の服用量を超えると食欲不振、嘔吐、めまい、視覚障害などの副作用を起こす。他に喘息治療薬のテオフィリン、抗てんかん薬のフェニトインなども過量投与で副作用を起こしやすい。ほとんどの抗がん薬は投与量が多くなると中毒性の副作用が出るので、抗がん薬の使用はまさに中毒性副作用との戦いになってくる。

　副作用の原因の一つは薬理作用による副作用であったが、他にアレルギー反応によって引き起こされる副作用がある。人間はもともと異物が身体に入った時に異物を認識して体内で抗体を作り、次に同じ異物が体内に入った時に、抗原－抗体反応が起きて異物を排除しようとする免疫反応がある。この免疫機能が過度になって、身体に不都合な激しい反応をすることがあり、これをアレルギー反応と言っている。アナフィラキシーショックという言葉を知っている人は多いと思う。卵、牛乳、小麦粉などの食品アレルギーでアナフィラキシーショックを起こしたという記事を見た人が多いと思う。薬は元々人間にとって異物なので、身体が薬を異物と認識して、侵入した薬を排除するためアレルギー反応を起こすことがある。これがアレルギー性の副作用である。初回の投与では抗体を産生し、２回目に抗原－抗体反応が起きる。したがって、アレルギー性副作用が発現するのは２回目以降の使用時となる。また、中毒性副作用は薬の量が多ければ多いほど症状が重くなるが、アレルギー性副作用の場合は、少しの量でも発現するのが特徴となっている。アレルギー性副作用の最も激しいものがアナフィラキシー

ショックであるが、その他のアレルギー性副作用として、皮膚に発現する薬疹、呼吸器症状、循環器症状、肝臓・腎臓障害、血液障害など軽度から重症まで様々な副作用がある。

4　副作用の見つけ方

　副作用を見つけて重症化を避けるためには、まず、薬を飲んでいる時に出る不具合な症状が、その薬による副作用なのかどうかを知る必要がある。そのためには、自分が飲んでいる薬にどんな副作用があるのかを知ることが大切となってくる。病院や医院で出された処方箋を薬局で調剤してもらった時は、薬と一緒に薬に関する説明書が渡される。この中にその薬で引き起こされる可能性のある副作用の症状が書いてある。また、薬局で買う薬の場合には、一緒に説明書が入っていて、その中に副作用の症状が書いてある。

　通常の副作用は、説明書を読んで分かることが多いが、実際には非常に多くの副作用があるので、本人も副作用として認識しない場合もある。先に書いた顆粒球減少症などは、正確な診断には血液検査をする必要があり、自分では非常に分かりにくい副作用である。また高血圧の薬でACE阻害薬（カプトリルやレニベースなど）という薬があるが、風邪でもないのにコホン、コホンと乾いた咳（空咳）が出るという副作用がある。これも発売当初は誰も気が付かなかったが、実際に服用している患者さんから訴えがあって分かり、今では医療従事者は誰でも知っている副作用となっている。同じACE阻害薬で血管浮腫という副作用がある。血管浮腫で唇が膨れることがあるが、これはそれ程恐ろしくはない。恐ろしい血管浮腫は咽頭浮腫とい

われるもので呼吸困難を伴い、時として死に至ることもある副作用であるので唇が腫れてきた時には呼吸困難が来ないか注意して観察する必要がある。また、強心薬のジギタリスは食欲不振、悪心、嘔吐などが主な副作用症状であるが、他に眩しい、目がかすむ、ものが黄色や緑色に見える、光がないのにちらちら見えるなどの視覚障害がある。私が病院に勤務していた時に、病室のカーテンを閉めている患者さんがいて、「どうしました？」と聞いたら、「何だか日差しが眩しいのでカーテンを閉めています」と言う。その患者さんはジギタリスを飲んでいたので、ちょっと「蛍光灯を見て下さい」、そして「一旦私の顔を見て下さい」と言ってから、「もう一度蛍光灯を見てもらえますか」と言うと、「眩しいです」と言う。それで、ジギタリスの副作用ではないかと疑って、主治医にこの患者さんのジギタリスの血中濃度測定を提案した。やはり血中濃度が高くて副作用が出たのだと診断されてジギタリスを減量して副作用をなくした症例を経験している。この様に患者さんが「ちょっと変だな」と思っても、薬の副作用とは思わない場合があり、そのまま放置すると長く苦しむことになったり、重症化したりすることもある。さらに、薬を飲んでいる本人は副作用と感じていない場合にも家族などによって副作用が発見された例もある。患者さんの娘さんが「お母さんの味噌汁や料理の味が濃くなってきた」と訴えたことから薬の副作用である味覚障害が分かったことがある。入院患者さんが「蝉が泣き始めたね」という話を薬剤師が聞いて薬の副作用である耳鳴りを発見したという報告例もある。薬局で調剤した薬を渡されるときに、「その後お変わりないですか？」、「おしっこの出方や色などはいかがですか？」、「便の出方や色はどうですか？」、「朝はすっきり起

きられますか？」、「身体はだるくないですか？」、「疲れやすくはないですか？」など聞かれることがあると思う。聞かれる方は、何で薬剤師にそんなことを聞かれるの？と思うこともあると想像するが、これらは本人が認識していない副作用を見つけるために初期症状を聞いていることが多いと理解して協力して欲しい。薬を飲んでちょっとした変化があったら、自分だけの判断ではなく、医師や薬剤師に相談するのも大切な一つの選択肢である。

第14章　薬の剤形とその飲み方・使い方

　ここまで薬に関していろんなことを書いてきたが、薬の作用が現れるということは、どんなことか考えてみる。薬が作用を発揮するためには、医薬品中の有効な成分が体内の作用する部位まで到着する必要がある。どんなに優れた薬物でも作用部位に適切に作用させないと薬の効果は期待できない。たとえば、インスリンは先天性糖尿病治療において不可欠の薬剤であるが、このインスリンは口から飲んでも血液中には届かず、その効果を発揮することはできない。すなわちインスリンは注射して体内に入れることによって初めて効果を発揮する。このように薬物を医薬品として使用する時、その薬物をどんな形で使用するかが治療効果に大きな影響を与える。この薬を使用する時の形を剤形というが、剤形は医薬品にとって非常に重要な要素である。古くからいろんな剤形が開発されて使用されてきたが、新しい剤形もどんどん開発されてきている。日本薬局方という国が定めた医薬品の規格書があるが、現在の第18改正日本薬局方には40種類以上の剤形が記載されている。すべてを書くことはできないが、薬を使う上で大切と思われる代表的な剤形とその使い方、注意点などについて書いてみる。

1　錠剤

　錠剤は我々が日頃使用している薬の代表的な剤形である。この錠剤だけでもいろんな工夫がしてある種類がある。腸溶錠、

徐放錠、舌下錠、バッカル錠、チュアブル錠、口腔内崩壊錠、トローチ錠、発泡錠……すべて分かる人は少ないかも知れない。

　腸溶錠は、飲んだ時に胃の中で溶け出さないで、小腸に入って初めて溶けるように工夫された錠剤である。胃の中は強い酸性なので、酸で分解される薬物に対しては腸溶錠とすることで分解を抑えるように工夫している。したがって、この腸溶錠は粉砕したり、噛み砕いたりすると効果が低下するので、そのままの形で飲むことが大切である。

　徐放錠は、飲んだ後に徐々に薬物が放出されて体内に吸収され、一定濃度の血中濃度を保つように設計された錠剤である。1日に何回も飲むよりも1～2回で済めばその方が患者さんは楽であり、さらに高血圧治療薬などでは血中濃度が大きく変化するよりも一定濃度を続ける方が良好な治療効果が得られる。この徐放錠は粉砕したり噛み砕いたりすると急激に吸収されて血中濃度が急に高くなり副作用が出現しやすくなり、さらに長時間の持続効果は期待できなくなってしまう。

　舌下錠は舌の下に入れて使用する錠剤である。舌下粘膜からの薬物の吸収は非常に速やかで肝臓に入る前に血中に入る。このことから、舌下錠は速やかに吸収されることを目的にした錠剤である。たとえば狭心症発作に使用されるニトログリセリン舌下錠などは即効性を期待して舌下錠にしている。舌下錠はかみ砕いでも問題は無い。

　バッカル錠は歯肉と頬粘膜の間に挟んで入れておくことで薬物が口腔粘膜から吸収される目的で設計されている。舌下錠と同様に速効性を期待する製剤もあり、徐放性にして効果を長く期待する製剤もある。酵素製剤など胃の酸で分解される薬物や

小腸から吸収されるとすぐに肝臓を通って分解される薬物などはバッカル錠によって投与される。例えば、フェンタニルという突発がん疼痛の鎮痛に用いられる薬物がバッカル錠として使用されている。このフェンタニルのバッカル錠は飲み込むより効果の発現が速やかである

　チュアブル錠は甘みと香りがつけられていて、かみ砕きながら飲み込む錠剤となっている。錠剤の飲めない子供に適しており、また水のないところでも飲むことができる。抗アレルギー薬、鎮痛薬、乗り物酔いの薬などに使われることがある。

　水なしでも飲めるとの謳い文句で最近多くなってきたのが口腔内崩壊錠である。少量の唾液でも口の中で溶けるので飲むことができるとされている。口腔内崩壊錠は水なしでも飲めるが、水と一緒に他の錠剤と一緒に飲んでも効果はまったく変わらない。

　トローチ錠はご存じの通り、口の中に含んで徐々に溶かしながら口腔内、喉、咽頭を消毒する錠剤である。かみ砕いて飲み込んでしまうと口腔内、喉、咽頭にとどまる時間が短くなるので、トローチ剤は口の中でかみ砕かないようにしなければならない。ちなみに、中心に穴の開いたトローチがあるが、この穴は間違って飲み込んで喉に引っかかった時に呼吸ができるように穴があいているので、このトローチは喉に詰まっても慌てなくて大丈夫である。

　発泡錠という錠剤は見たり聞いたりしたことがない人が多いかも知れない。有効成分の他に炭酸水素ナトリウム、クエン酸、リンゴ酸などを加えることにより、わずかな水分を加えただけで炭酸ガスを発生して発泡し、速やかに崩壊する錠剤である。速やかに溶解するので、飲んだ後に小腸からの吸収が非常

に早いことが特徴となっている。服用してから30分以内には効果が現れ始め、1時間前後で最も効果が高まると言われている。飲む発泡錠もあるが、飲まなくて膣に挿入する膣錠などは発泡錠として用いられることが多い。

　さて、ここで内服する通常の錠剤の飲み方のコツについて書く。よく上を向いたまま水と錠剤を一緒に飲み込もうとしている人がいるが、実際にやってみると上を向いたまま飲み込むことは難しい。錠剤を飲む時に一度上を向くのは、錠剤を喉の近くに移動させるための行為である。錠剤は水よりも重いので、水と錠剤を口に含んで上を向くと錠剤が喉の近くに移動する。錠剤が喉の近くに移動したら、顔は前を向いた状態に戻し水と一緒に飲み込むようにすると飲みやすい。子供さんなどに錠剤を飲ませる時、「上を向いたまま飲みなさい」などといわないようにしなければならない。

2　カプセル剤

　カプセル剤も錠剤と同様に広く使用されている剤形である。カプセル剤には硬カプセル剤と軟カプセル剤（ソフトカプセル）という種類がある。一般的にカプセルと呼ばれているものは、円筒形のボディとキャップを組み合わせたカプセルの中に粉末状や顆粒状の薬物を充填した硬カプセルである。カプセルの原料はゼラチンなどが使われている。ゼラチンに可塑剤としてグリセリンなどを加えて軟らかいカプセルにして薬物を入れ、球形、楕円形などに圧着成型したものが軟カプセル剤である。軟カプセル剤は圧着してあるため、油状やペースト状の薬物を入れても漏れない利点があるので、ビタミンD、ビタミン

E、イコサペント酸エチル（EPA）、ドコサヘキサエン酸（DHA）など油状の薬物に利用されている。

　カプセル剤を飲む時の姿勢について書いてみる。多くの硬カプセル剤は水より軽くて水に浮くため水と硬カプセルを口に含んで上を向くと喉の近くには移らない。喉の近くに移すには前向きか、かえって下を向いた方が良いので、硬カプセルは若干下を向いて水と一緒に飲むことになる。錠剤は一旦上を向いて喉に錠剤を移動させ、カプセル剤は一旦下を向いて喉にカプセル剤を移動させることから、錠剤と硬カプセル剤は一緒には飲み難いものである。軟カプセル剤は水に沈むので容易に錠剤と一緒に飲むことができる。

　また、硬カプセル剤は水分がつくと粘膜などにくっつく性質がある。そのため、少量の水で飲んだ時に食道の粘膜に付着して、その場所で内容薬物が溶出してしまい、その周囲の粘膜に刺激や潰瘍を生じることがある。硬カプセルは十分な量の水あるいは白湯で飲むことを心がける必要がある。

3　散剤、顆粒剤

　いわゆる「粉薬」と呼ばれているもので、もっとも基本的な剤形といえる。古くから自然界に存在する薬物を擦り砕いて粉末状にしたものが使われてきた。ただ、「良薬口に苦し」といわれるように、体に吸収されやすい薬物はもともと水に溶けにくく、味は苦いものが多いという性質がある。それで、苦みを消すためにいろんな味の矯味剤を加えたり、顆粒状にして砂糖でコーティングして飲みやすくしたものが開発されてきた。苦みを消して飲みやすくした散剤や顆粒は、時に、ジュースや炭

酸水などに加えるとコーティングや矯味剤の効果が無くなって苦みが増すこともあるので、基本的に水で飲むと思っていただきたい。また、散剤には水に沈む散剤と水に浮く散剤がある。水に沈む散剤は一旦上を向いて、水に浮かぶ散剤は一旦下を向いて喉の近くに薬を移動させて、水と一緒に飲むと良い。

　粉薬は飲み難いのでオブラートを使うという人がいるが、薬をオブラートに包んでそのまま口に入れて水を含んで飲もうとすると、口中の粘膜にオブラートが引っ付いてしまい、場合によっては、引っ付いたところでオブラートが破れて粉薬が口の中に出てしまうことがある。オブラートで粉薬を飲む場合、まず薬をオブラートに包んで、水を入れたコップの水の上に浮かべる。するとオブラートは水を吸ってゲル状になる。粉薬がゲル状のオブラートに包まれた状態になったら、そのまま水と一緒に飲むとオブラートに包まれた粉薬はツルンと飲むことができる。ちなみに現在はゼリー状のオブラート（服用ゼリー）が発売されていて、それは小児だけでなく、水でむせてしまうような嚥下困難な人にも有用な製剤である。

　ここまで、錠剤、カプセル剤、散剤などを説明してきた。高齢者になると、錠剤、カプセル剤、散剤など多くの剤形の薬を一度に飲むように指示されることがある。剤形によって飲む姿勢が異なってくるので、これら複数の剤形の薬を一度に一緒に飲み込もうとすると、むせたり、喉に引っかかったり誤飲したりする危険が考えられる。すなわち水に溶けるあるいは沈む粉薬と錠剤は一緒に飲みやすい。また、水に浮くと粉薬とカプセル剤は一緒に飲みやすいことになる。誤飲しやすい人は、錠剤同士、カプセル剤同士、粉薬同士で飲んだ方が無難だと理解していただきたい。

4　シロップ剤

　錠剤、カプセル剤、散剤が飲み難い小児などのために、飲みやすくしたシロップ剤がある。液体なので簡単に飲むことができ、また、小児が好むように甘味などを加えることで薬嫌いの小児でも飲むことが可能な場合がある。昔の甘いものが少ない時代にはもっと飲みたいと子供が自分で冷蔵庫を開けてシロップ剤を飲んでしまう事故が多発した時代があった。そして甘いイチゴ味が断然人気であった時代があったが、最近は甘過ぎる味やイチゴ味を嫌う小児も出て来て、オレンジ味、パイナップル味、ヨーグルト味、バナナ味、ラズベリー味、カルピス味、ピーチレモン味など非常に多くの味のシロップ剤が作られている。

　ドライシロップ剤という剤形があるが、これは本来、飲む時に水に溶かしてシロップ剤にして飲ませるための剤形で、渡される時は粉薬の形になっている。現在では、このドライシロップ剤は水に溶かさずにそのまま粉薬として飲むことも多くなっている。ドライシロップ剤はそのまま飲んでも大丈夫である。

5　軟膏剤、クリーム剤、ローション剤

　肌荒れ防止などによく使用される軟膏剤という剤形がある。薬局に行くと同じ皮膚に塗る薬でも「軟膏」と書いてあるものと「クリーム」と書いてあるものがある。またローションと呼ばれるものもある。これらは、外観は似ているが、違うものであるということを知って欲しい。ベースとなる基剤が異なるからである。

軟膏剤は、ワセリンや脂肪などの油脂成分に薬物を練り合わせたものである。油脂成分は皮膚の保護作用があり、刺激が弱く、肌の弱い人にも適していることが特徴である。保湿性にも優れていて、カサカサした乾燥部位にも、ジュクジュクした湿潤部位にも塗ることができる。難点は、べたつき感があり使用後にテカリが残ることがある。

　クリーム剤は、油脂に少量の水やグリセリンを加え、界面活性剤で乳化させた基剤に薬物を練り合わせてある。軟膏と比べて滑らかでべたつかず、伸びも良く、皮膚への浸透性が良いことが特徴となっている。しかし、皮膚への刺激性があり、傷口やジュクジュクした部位に使用するとかえって悪くなることがあるので注意が必要となっている。軟膏に比べ水で洗い流すことができる。

　ローション剤は、基本的に水やアルコールの量が多い基剤となっていて、その基剤に薬物を混合したものである。ローション剤は化粧品にもよく使われる剤形なので馴染みがあると思う。医薬品のローション剤は即効性があり、使用感が良いので、痒み止めや痛み止めなどに使用されているが、効果の持続時間は短いことが難点となっている。ローション剤は水で簡単に洗い流せるが、一方では汗などでも流れやすい剤形である。

　この軟膏剤とクリーム剤やローション剤を同時に使用するように処方・指示されることがあるが、基本的に軟膏剤とクリーム剤は混合して使用することはない。基剤に変化が出るので、効果が減弱することがあるためである。この場合は最初にどちらかを塗って、その上から重ね塗りをすると理解していただきたい。その時に、どちらの剤形の薬剤を先に塗るのか、病気の種類や薬剤の種類によって異なってくる。医師からの説明があ

る場合は説明された順序を守って塗布する。説明がなかった場合は、一般に塗る面積の広い方から塗ることが多い。例えば、広い範囲に保湿クリーム剤を塗って、その後にステロイド軟膏剤を湿疹部分などの病気の部分だけに塗る。これなら必要以上にステロイド軟膏剤を塗り拡げる心配はない。ただ、ステロイド軟膏剤を先に塗って、その上に保湿クリーム剤を塗るとステロイド剤を密閉して効果が増強するという考え方もあり、現状ではどちらを先にするか定説はない。

　ステロイド軟膏を塗る時の量についての基準がある。人差し指の先と第一関節の長さにチューブから出した時の量は約0.5gとなるが、この0.5gを手のひら２枚分（これが体の表面の１％）の面積に塗るとされている。ただ、実際にはこれはなかなか分かりにくい基準である。それよりも「しっとりとするくらいの量を塗る」と言われているが、これでも少し分かりにくい。最も分かりやすいのは、「塗った部分の上にティッシュペーパーを載せた時に、ちょっとひっかかる位しっとりと塗る」という塗布方法である。薄く塗り過ぎると効果が少なくなり、医師は効果がないと判断して一段階強いステロイド軟膏を処方される危険がある。一段階強いステロイド軟膏といってもその作用は10～100倍強力になっている場合が多い。ステロイド軟膏は多めに塗っても作用や副作用が塗布量に比例することはないので、恐れるよりも多めの量でしっかり塗ることが肝要な軟膏である。ただ、ステロイド軟膏は、長期間継続使用すると副作用が多くなるので、なるべく長期間の塗布にならないように短期間しっかりと塗ることが必要である。すなわち、ステロイド軟膏は塗布量より使用期間に注意すべき軟膏であることを知っていただきたい。

もう一つ、塗り薬は「しわに沿って塗る」ことが効果的であると説明されている。しわに対して直角に塗るとしわの中まで塗り込めないという理論である。顔や首などの延びやすい皮膚では皮膚を伸ばしながら塗ると何とかしわの中まで塗ることができるが、足の硬いしわなどでは、しわに沿って塗らないと塗り込むことができないので、軟膏はしわに沿って塗ることが大切になる。身近なところではリップクリームなども唇に沿った横でなく、縦に塗った方が万遍なく塗ることができる。

6　坐薬（坐剤）

　最近は小児の発熱に対して解熱目的の坐薬がよく使用されているので、坐薬は随分ポピュラーになってきていると思う。ほとんどの坐薬は、肛門に挿入して大腸の直腸から薬物を吸収させようという薬剤である。他に一部、膣に挿入して膣内を消毒する膣坐薬、また痔疾治療で肛門に挿入してその部分の鎮痛、抗炎症を期待する坐薬もある。

　口から飲んで小腸から吸収された薬物は、吸収直後に肝臓を通ってから全身に運ばれるので肝臓で代謝され易い薬物は口から飲んだ時は効果が低下する。しかし坐薬で直腸から吸収された薬物は肝臓を通らないで全身の血液に入るので肝臓で代謝され易い薬物には適した剤形となっている。また、薬を飲むことを拒否する小児、注射を避けたい小児に有効な剤形でもある。坐薬は形を整えるために基剤を使用しているが、この基剤は水溶性基剤と疎水性基剤がある。薬物の種類によって薬物が安定で、挿入時に吸収しやすくなる基剤を選ぶなど坐薬にも多くの工夫がされている。

坐薬は先の尖っている方から肛門に挿入する。尖っている方が太く反対側が若干細くなっているので、直腸で挟まれることによって圧力の関係で坐薬が尖っている方向（腸の奥の方）に進むようになっている。すなわち、直腸内で徐々に奥に進みつつ溶解しながら薬物が吸収されるように設計されている。通常、直腸内には便は入っていないので決して坐薬が糞便まみれになって溶けるわけではない。直腸は通常時は空になっているが、便が多くなって直腸に便が入り込むと反射で便意を催してくる。そのため、坐薬を直腸に挿入すると便が入ってきたと勘違いして反射で便意を催すことが多い。すなわち坐薬挿入時は便意を我慢しなければならない。子供に使用する時はしばらく肛門部を手で押さえるなどして便意を我慢させる必要がある。

　坐薬を飲んだという笑い話がある。笑い話では、おばあさんがお医者さんに「あの薬（坐薬）は大きくて飲みにくかった」と訴えたので、お医者さんが慌てて「そのお薬はお尻に入れて下さいね」と説明して帰した。すると次の診療時にそのおばあさんは「脂っぽくてとても飲みにくかった」と訴えた。よくよく聞いてみると「お尻」でなくて「お汁」に入れて飲んだということである。それは脂っぽい筈である。ここでは笑い話を書いたが、「座って飲む薬」と思って本当に坐薬を飲んだ人がいる記事を読んだことがある。坐薬もしっかり上手に使って欲しい薬である。

7　貼付剤

　貼付剤とは、いわゆる「貼り薬」のことである。貼付剤というと多くの人は肩こりや腰痛、打撲などに使用する、いわゆる

湿布剤のことを思い浮かべることと思う。そして「ああ湿布剤のことならよく知っているよ」と思っている人が多いようである。たしかに昔は貼り薬というと貼付局所の炎症・痛みを和らげることを目的とする湿布剤、パップ剤くらいしかなかった。しかし、現在は皮膚から有効成分の薬物が吸収されて全身に作用を発揮する貼付剤が多く開発され市販されている。ここでは局所作用型貼付剤と全身作用型貼付剤に分けて説明する。

まず、局所用（局所作用型）貼付剤とその使い方について書いてみる。湿布剤は古くから局所の鎮痛消炎作用を期待して使用されてきた貼付剤である。古くは泥状の薬剤をフェルト（布）などに延展して痛い所に貼っていた。その後、薬剤に粘着剤を加えて、あらかじめ布やプラスチックフィルムに延ばして成形し、皮膚に粘着させる形が定着してきた。第一世代の貼付剤は貼った皮膚表面近くの局所に作用して鎮痛消炎作用を現わすものであったが、第二世代といわれるものは経皮吸収型で、消炎鎮痛薬を配合して皮膚からの吸収促進剤を組み合わせることで、消炎鎮痛薬が皮膚から吸収されて関節内部や筋肉の奥深くまで直接効果を与えることができるようになった。これによって湿布剤の炎症・疼痛抑制効果は格段に強くなった。

この局所作用型貼付剤には冷感タイプと温感タイプがある。メントールなどを含み消炎鎮痛作用を示す冷感タイプと、トウガラシエキスなどを含み皮膚の温感点を刺激する温感タイプである。冷感タイプは急性炎症期（打ち身・捻挫など）の疾患に使用され、温感タイプは慢性炎症期（肩こり、腰痛など）の疾患に使用されることが多い。

使い方については、まず粘膜や傷口、湿疹などのあるところには貼らないようにする。そして、貼付部位の汗や水分をよく

拭き取ってから貼るようにする。最近のプラスター剤はよく伸びるので、患部にあわせて少しずつ引っ張りながら貼るようにすると良い。かぶれることがあるで、貼る場所を毎回少しずらして貼るなどの工夫をすると良い。温感タイプの貼付剤は入浴直前まで貼っておくと入浴時に刺激が強くて赤く腫れる、あるいはヒリヒリすることがあるので、入浴30〜60分前に剥がすようにする。１日１回の貼付剤は入浴後から寝る前に貼ることが多いが、入浴後は汗がひいてから、また寝る前は10〜15分前に貼るとはがれにくくて効果的とされている。冬に冷たい冷感タイプを貼付する場合に、ヒヤッとし過ぎて不快に感じる時がある。この場合には、人肌温くらいに温めて貼ると効果は変わらないが貼付時の刺激は少なくなる。

　つぎに、全身用（全身作用型）貼付剤とその使い方について書いてみる。最近は薬物を皮膚から吸収させて全身的な効果を期待する貼付剤が多く販売されている。一般的に貼付剤は内服薬と比べて薬剤が徐々に吸収されるため、持続的な効果が期待される。しかし皮膚から薬物が吸収されるには薬物の性質が大きく関わってくるため、薬物の種類によって貼付剤にするには向き不向きがある。現在貼付剤として使用されている薬剤には、心臓の冠動脈を拡張する狭心症治療薬、交感神経を刺激する喘息治療薬、ニコチン含有の禁煙用貼付剤、女性ホルモン薬を含む骨粗鬆症や更年期障害治療用貼付剤、さらに癌性疼痛を抑制する麻薬含有貼付剤などがある。これらの薬物は飲み薬や注射剤もあるが、貼付剤にすることによって薬物が徐々に貼付部皮膚から吸収されるため、血中濃度の上昇が緩徐になり、副作用が少なく、有効濃度が長時間維持されるなど多くの利点がある。

使い方の注意点は局所作用型貼付剤とほとんど同じである。多くの貼付剤は1日1回貼り替えるが、女性ホルモン薬含有貼付剤や麻薬含有貼付剤は2～3日に1回貼り替える製剤もある。この場合にお風呂に入ることができるかよく聞かれるが、長時間貼ったままであることを前提に作られているので一般的には貼ったまま入浴しても問題はない。しかし、入浴時には強くこすらないようにする。麻薬が入った癌性疼痛用の貼付剤は40℃程度のお風呂に短時間入るようにする。熱いお風呂や長時間のお風呂に入ることによりパッチから薬物放出が増加することがある。また、狭心症発作予防の貼付剤は心臓の真上に貼らなければならないと思っている人が少なくないが、皮膚から吸収された薬物が一度全身循環血液に入ってから心臓に達するので、心臓と離れた部位に貼っても効果は発揮される。

　2枚以上の貼付剤を貼る時に、キッチリと隙間なく並べて貼ると、貼付剤同士のずれ力によって皮膚に負担がかかり、貼付剤が並び合った部位にミミズ腫れができることがある。これを避けるために2枚以上の貼付剤を貼る時は、少し（2～3cm）間隔を開けて貼るようにするとミミズ腫れを防ぐことができる。

8　点眼剤、眼軟膏剤

　点眼剤、眼軟膏剤は、いわゆる一般には「目薬」とよばれている。目薬の起源は諸説があるが、古代エジプト時代に目脂（めやに）にハエなどの虫がつかないように目に薬を塗っていたのが始まりともいわれている。日本では江戸以前の戦国時代にはカエデ属の目薬木（メグスリノキ）の樹皮や葉の煎じ汁で

目を洗って眼病を治していたのが目薬の始まりと考えられている。

　現代の液体の目薬については、江戸時代末期、横浜の米国人医師ヘボンの弟子の岸田吟香が硫酸亜鉛液（精錡水：せいきすい）を製造・販売したのが最初とされている。そして明治時代に薬液瓶に入った目薬を綿棒に染み込ませて垂らして点眼する目薬が作られた。その後、瓶からスポイトで吸い取り点眼する目薬が発売された。これらは不衛生なため細菌で薬液が濁ることがあり、適量を点眼することも難しい方法であった。それから薬瓶の上下に口が付いた両口式点眼瓶が発明された。一方の口にゴム製の袋を付けて、残る一方の口から適量を点眼する方法となり、これによって細菌汚染は劇的に少なくなった。そして1960年代に入り、ガラス瓶に代わってプラスチック瓶が採用され、容器自体を指でへこませる現在の点眼剤の形になった。このように目薬の点眼容器だけでもいろいろと開発されて変遷してきている。当然、点眼する薬液についても最初は単に薬物を溶かした溶液であったが、効果が十分に発揮できるように、目にしみないように、細菌が繁殖しないように…などなど工夫されて現在の点眼剤になっている。

　一般に点眼剤は疲れ目などに簡単に点眼して爽快感を得るなど、それ程大きな薬効を期待していない場合も多いようであるが、じつは点眼剤には多くの種類がある。街の薬局で売られている目薬は一般用医薬品で、抗炎症薬、抗ヒスタミン薬、血管収縮薬、ビタミン剤などが入っているものがほとんどである。一方、医師によって処方される点眼剤は医療用医薬品に分類される。医療用の点眼剤は、散瞳薬、縮瞳薬、緑内障治療薬（眼圧降下薬）、白内障治療薬、ステロイドホルモン、抗生物質、

血管収縮薬、局所麻酔薬などを含み、作用が強いものも多く存在する。薬効成分は水に溶けやすいものだけではない。水溶性薬物はそのまま水溶液にすれば水溶性点眼剤となるが、難溶性薬物では水に懸濁させて懸濁性点眼剤にしたり、油性溶剤に溶解して油性点眼剤としたりして液体状の点眼剤にしなければならない。薬物を液状にできない場合や、液状では作用時間が短すぎる場合などには眼軟膏剤として目に作用させることになる。眼軟膏剤はワセリンに薬物を微細に混和したものがほとんどである。

感覚的に非常に敏感な組織である「目」に適用するためには、目に刺激がないこと、無菌であることなどが必要な条件となってくる。点眼剤には薬効成分以外にpHや浸透圧などを調整する成分、また点眼剤を細菌汚染から防ぐ防腐剤（殺菌薬）などが含まれている。

点眼剤を「たかが目薬」と考えて、それ程大きな副作用があると考えない人が多いように感じる。しかし、医薬品なので当然副作用が現れることがある。局所に点眼するため、その刺激や薬物の副作用で角膜びらん（角膜の表面にキズができる）や結膜炎を起こすことがある。点眼時の症状として30秒以上しみる、充血する、異物感がある、眼の痛みがあるなどの場合には眼科医に相談した方がよいと思う。

さらに患者さんによっては重大な全身的な副作用を起こすことがある。たとえば緑内障治療の点眼剤によって気管支喘息患者では発作の誘発・憎悪がみられることがある。外国では、点眼剤で喘息発作を誘発して死亡した例も報告されている。おなじ緑内障治療の点眼剤によってコントロール不十分な心不全、洞性徐脈、房室ブロック、心原性ショックのある患者ではこれ

らの症状が悪化することがある。

　また、薬効成分だけでなく、添加剤が原因となってアレルギー反応が現れることがある。点眼剤の細菌感染を防ぐ防腐剤のパラアミノ安息香酸エステルなどはアレルギーの原因になりやすいといわれている。このため最近は防腐剤の濃度を低く抑えたり、防腐剤を加えないなど工夫された点眼剤が発売されている。その他、細菌が薬液に入らないように容器にフィルターを付けるという工夫がされている製品もある。

　非常に身近な目薬であるが、この点眼剤、眼軟膏剤を上手に使っていない人が案外多く存在しているようである。以前、高齢のご婦人が点眼容器の先を目にぴったりと付けてドボドボと点眼しているのを見て腰を抜かしたことがある。基本的な点眼剤の使い方について知っていただきたいのでここに書いてみる。まず、顔を上げて片手の指2本で上下のまぶたを押し広げる。　左手をグーにしてアカンベーをするようにしてまぶたを広げる方法もあり、私はこの方法を使っている。そして、反対側の右手に点眼剤の容器を持って、その手首をまぶたを広げている手の上に添えることにより容器を目に対して垂直に2～3cmほどの高さに保つ。これで容器の先が眼やまぶたに触れにくくなり、手が震えなくて点眼が容易になる。まぶたと眼球の間は狭いので、点眼液は1滴で十分である。2滴以上点眼しても効力は増えないし、溢れた薬液が目の周りの皮膚についてかぶれることがあるなど、良いことはない。なお、点眼剤が目の外に溢れた場合にはティッシュで拭き取る。

　涙は目尻から目頭に流れていて、最後には鼻腔に流れ込んでいく。点眼後に目をパチパチ瞬かせる人がいるが、これを行うと涙の流れを速めてしまう。こうするとせっかくの点眼剤の成

分が浸透せず涙と一緒に鼻腔に流れてしまう。点眼後は成分が流れないようにしばらく眼を瞑って待つとよい。鼻腔への流れを遮断するために目頭と鼻の間を押さえながら1～2分程度待つとより効果的である。涙の流れを考えると、眼軟膏剤をつける時も目頭の方につけるのではなく、下まぶたの裏か目尻につけて目全体に広げるようにまぶたの上から軽くマッサージする。これで涙の流れによって眼球全体に作用することになる。

　点眼剤は多くの種類があり、溶剤、防腐剤、pH調整剤、浸透圧調整剤なども各点眼剤によって工夫されている。これらの点眼剤は基本的に単独で使用されることを想定して開発されている。この点眼剤を2種類以上併用しなければならない場合があるが、その時の注意点、点眼方法について考えてみる。基本的に2種類以上の目薬を差す必要がある場合には、5分ほど間隔を空けることが望ましいとされている。最初の点眼に続いて2番目の目薬をすぐに点すと先に点した目薬が押し出されて流れ出てしまうだけで効果は弱くなってしまう。点眼順序については一般的には次のようにいわれている。①まず、持続性点眼剤があれば、それは後から点眼する。最初に持続性点眼剤を点すと後の点眼剤で洗い流されるので、持続性点眼剤は後から点眼する必要がある。②最初の点眼剤は後からの点眼液で洗い流される可能性が高いので、最も効果を期待する点眼剤を最後に点眼するとよい。③種類によっても順序がある。水溶性点眼剤、懸濁性点眼剤、油性点眼剤、眼軟膏剤の順序で点眼するのが効果的であるといわれている。懸濁性点眼剤は水に溶けにくく吸収されにくいので、水溶性点眼剤の後に点眼する。油性点眼剤は水溶性点眼剤をはじくのでその後になる。さらに眼軟膏剤は点眼局所に長く残るので、最後に点眼する。たかが目薬で

はあるが、せっかくの目薬なので有効に使いたいものである。

9 吸入剤

　吸入剤は、少量の薬液を霧状にしたり、あるいは固形薬物を細かい粉末状にしたりして息とともに吸い込んで（吸入）、咽頭・肺・気管などに直接作用させるものである。肺や気道の濃度に比べ全身血の濃度は低くなるので全身への影響が少なく、内服薬に比べて安全な治療が期待できる。吸入剤には、全身麻酔薬（吸入麻酔薬）のように肺から薬物の吸収を期待した吸入剤もある。日頃、私たちが使用する吸入剤は喘息治療薬がほとんどなので、ここでは喘息治療薬の吸入剤について説明する。現在日本で使用されている吸入剤は薬液を霧状にして吸入するエアゾールタイプと、固形の微細粉末を吸入するパウダータイプがあるので、タイプ別に分けて説明する。

　まず、エアゾールタイプ吸入剤について説明する。エアゾールタイプの吸入剤は、定量噴霧式吸入器（スプレー式の吸入器）を使って少量の薬液をガスとともに噴射して霧状にし、その浮遊した粒子を吸い込むタイプの吸入剤である。この噴射した時に生じる微細な霧状の薬剤を肺の奥まで到達させるのは、簡単そうでなかなか難しい。吸入した際に、肺の奥まで到着するのは小さい粒子だけで大きい粒子は口腔内や太い気管支に留まってしまう。噴霧した霧状粒子の約2割しか肺に到着せず、約8割は口の粘膜に残るといわれている。口の粘膜に残った薬物では作用は望めなく、さらに副作用の原因となってしまう。よくスプレーの噴霧口を口にくわえてそのまま噴霧している人を見かけるが、この噴射法は大きな粒子を口の中に残し、必要な小

さな粒子は口の中に収まりきらなくて勢いで口から外に出てしまうことが多い。これでは害多くして益が少ない悪い吸入法となってしまう。細かい粒子のみを吸入することができれば、副作用が少なく効果は高くなる。この欠点を補う目的で使用される吸入補助器というものがある。さらに吸入補助器にはスペーサーとリザーバー（チャンバー）の2種類がある。スペーサーはスプレーの噴霧口と口の間に間隙をもうけることで噴射速度を和らげ吸入を同期しやすくする目的で使用される吸入補助器である。リザーバー（チャンバー）は噴射された薬液の霧状粒子をいったん補助器の中に貯めてから吸入する補助器である。これらの吸入補助器を使うと、通常は口の粘膜に付着する大きな粒子は補助器に付着させ、浮遊している小さな霧状の薬剤のみを肺に到達させる率を高くすることができるので、より効果的な吸入が行えることになる。口腔への薬剤の付着を減らすこともでき、副作用の軽減につながる。子供が直接吸入器を使うのは至難の業であるが、吸入補助器はその点でも有用なものとなっている。吸入補助器にはいろいろな種類が販売されており、製薬会社から入手できるものもある。吸入器の種類や患者さんの呼吸機能によって適切なものを選ぶことが必要である。

　液剤でなく、固形薬物を細かい粉末状にして息とともに吸入するパウダータイプ吸入剤について解説する。吸入剤は、従来、エアゾールタイプが多かったが、噴霧に用いられるフロンガスの使用が禁止となり、ガスを使用しないで薬物を微細な固形粒子にして、その粒子を吸気とともに吸い込むパウダータイプ吸入剤が多く使われるようになってきた。製剤的にみると、医薬品粉末のみを微細にしても器具などに付着する率が高いので、乳糖などと混合して飛散性が高く残留性の低い微細な粒子

にするなど工夫されている。現在使用されているパウダータイプ吸入剤は、薬物を含む粉末を容器本体に充填するか、あるいはカプセル、ブリスターなどに詰めて専用の吸入器にセットして吸入する、いわゆるカセット式専用吸入器を用いるものがある。

　吸入については、2015年頃に、正しく吸入器が使用されて正しい吸入が行われているかを調べた調査報告があった。その結果、正しい吸入が行われていたのは50％以下であったという報告がなされている。それで、全国の薬局で正しい吸入の方法を指導しましょうという運動が実施されたことがある。個々の吸入剤で吸入方法が若干異なるが、基本的には息をしっかり吐きだしてから吸い込み、その後5〜6秒の息止め、吸入後は水または温水で口をすすぐ。その吸入薬を有効にするためには、個々の吸入器の説明書をよく読んで正しい吸入をすることが大切である。

10　注射剤

　注射は基本的には医師のみが注射できることになっているが、例外として自分自身が注射することがある。これは極めて少ないが、糖尿病患者のインスリン製剤、成長ホルモン分泌不全性低身長症（下垂体性小人症）患者の成長ホルモン製剤、血友病患者のヒト血液凝固因子製剤、多発性硬化症患者のインターフェロン製剤、ハチ毒や食物アレルギー患者のアドレナリン製剤などは自分で自分に注射（自己注射）が行われている。自己注射剤を使っている人は少ないとは思うが、この章では剤形について書いてきたので、ここで注射剤について歴史や注意

点などについて書いてみる。

　薬物をヒトの身体に吸収させて作用させるには多くの方法があるが、薬物を飲むことができない病態であれば、薬物を何とか直接身体の中に入れようと考えることは容易に思いつくことである。注射について調べてみると、すでに紀元2世紀のローマ時代、ギリシャの医師ガレノスが脳血管に薬物を注入していたとも言われている。しかし歴史的に記述として残っているのは、1656年に英国の科学者C・レンがガチョウの羽軸を中空にして豚の膀胱につけた自作の注射器を使って自分の犬に葡萄酒やアヘンなどの薬物を注入したという記述が最初であるとされている。この実験は犬にはある程度成功したが人間（召使い）に注入しようとした時には気を失ったため、注入を諦めたという話が伝わっている。その後、1660年代にドイツ人の医師ヨハン・ジギスムント・エルショルツとヨハン・ダニエル・メジャーが人間への静脈注射と点滴療法に成功し、犬でアヘンの静脈内注射による全身麻酔手術を行った。この時代に動物から動物、あるいは動物の血液をヒトに輸血することなどが試みられたということである。1670年代にはヨーロッパでヒトからヒトへの輸血が試みられて、当然ながら悲惨な結果をみたようである。人間の血液を混ぜると凝集する組み合わせがあると発見されたのが1900年であるが、その200年以上前から輸血が試みられていたのはすごいことだと感じる。

　1830年代にフランスの医師チャールズ・プラアヴァズが現在の形に近い注射器を考案し、1850年代になってイギリスのアレキサンダー・ウッドがガラス製の皮下用注射器を作成した。パスツールによって低温殺菌法が開発されたのが1866年、ロベルト・コッホが炭疽菌の純粋培養に成功して細菌が動物の病原体

であることを証明したのが1876年であるが、その前に人はすでに注射器を作成して使用していたということに大きな驚きを感じてしまう。フランスの薬剤師スタニスラス・リムジンが1886年にガラス管で作った容器に薬液を充填して溶融し、消毒して製品として販売したのがガラスアンプルの最初とされている。日本では、1920年（大正9年）頃に止血用ゼラチン注、キニーネ注、安中注・ブドウ糖注などが市販され使用された。

あらためて注射剤の利点を考えてみると、薬物を直接体内に注入するので効果の発現が早く、投与量が少なくてもよい。そして肝臓で代謝され易い薬物、胃腸から吸収されにくい薬物、消化や代謝を受けることで効果が無くなる薬物なども投与することができる。また、患者に意識が無くても投与が可能であるなどの利点がある。

しかし、欠点もあり、注射には注射器、注射針などの器具が必要となる。そして一部を除き医師が実施し、患者さんが自ら行うことはできない。作用が速いため副作用も発現しやすくなる。それから痛みである。実際の痛みよりも針を刺すことに対する恐怖心が先に立つことが多いと言われるが、実際には患者さんは痛みを訴えることが多い。

注射針の使いまわしによる感染症や、小児の大腿部への頻回の注射が大腿四頭筋短縮症を引き起こした例、そして注射液が細菌やウイルスで汚染されていたために引き起こされた感染症などの副作用は特殊な例となる。

薬物を注射剤（液体）とするためには多くの工夫が必要である。まず水に溶けにくい薬物であれば、何とか水に溶ける化合物などに変えなければならない。例えば、薬物を酸やアルカリを加えたり、中和したりするなどして「塩」という水に溶け

やすい物質にすることなどである。この様な水に溶ける薬物を水に溶解した注射剤は水性注射剤である。どう工夫しても水に溶かすことができない場合には、有機溶剤や油性溶剤に溶解して非水性注射剤にする。それでも溶液にするのが難しい場合には、水の中に小さな薬物の固体を浮遊させた懸濁性注射剤、水の中に小さな薬物の油を浮遊させた乳剤性注射剤などにして液状の注射剤を製造している。

　液体にするだけでも大変であるが、注射剤はさらに①無菌にする、②体液のpHに近づける、③体液と等張にする、④痛みを少なくする、⑤分解をさせないようにすることなどが必要となってくる。そのため多くの注射剤には溶解補助剤、緩衝剤、保存剤（殺菌消毒剤）、等張化剤、無痛化剤、安定剤などが添加剤として加えられている。

　通常の注射剤の使い方について、ほとんどは医師が注射するので患者さん自身が関与することは少ないが、前述したようにインスリン、成長ホルモン、ヒト血液凝固因子、インターフェロン製剤、アドレナリン製剤などは自己注射が行われている。注射剤は作用が速やかで強力であるがゆえに、いい加減な知識で不適切な注射をすることは絶対に避けなければならない。これらの自己注射については、個々に医師、薬剤師、看護師から、その目的と注射の仕方についてしっかりと説明、指導を受けてから実施しなければ危険が多い剤形になってしまう。

第15章　薬物相互作用
（薬の飲み合わせ）

　日本人は薬好きといわれていて、諸外国と比べて平気で多種類の薬を飲んでいる人が多いと思う。薬を飲んでいる人が他の薬を飲んだ場合、時としてその薬の作用が強くなって副作用を起こしたり、薬の効果が減弱したりする場合がある。このような薬の効果に影響する現象はよく「薬の飲み合わせ」と言われているが、正式には薬物相互作用といわれるものである。ここでは薬と他の薬だけでなく、薬と食事、薬とサプリメントなどとの相互作用（飲み合わせ）についても解説してみる。

1　薬と薬（薬同士）の飲み合わせ

　薬害の項ですでに書いたが、1993年（平成5年）に日本の製薬会社がソリブジンという単純ヘルペスウイルス、水痘・帯状疱疹ウイルスに対する抗ウイルス薬を発売した。それまで販売されていた抗ウイルス薬に比較して非常に治療効果が高いという前評判があり、医療現場では非常に期待されて発売された薬であった。ところが、5FUという抗がん薬を服用中のがん患者さんに帯状疱疹ができたため、この特効薬を飲んだところ抗がん薬の作用が強くなりすぎて、副作用（骨髄障害など）によって約1か月で15例もの死亡例が出てしまったという事件になってしまった。がん患者さんは免疫力が低下して帯状疱疹が起きやすくなっているので、がん患者さんが使用する機会が予想以上に多かったという背景もあった。私も病院薬剤師として

ソリブジンの発売を心待ちにしていた一人だったので、薬物相互作用による死亡は衝撃的だったことを思い出す。それまで薬物相互作用は知られていて、ソリブジンも５ＦＵの作用を強くすることは知られており、５ＦＵの添付文書（薬の説明書）にも「相互作用がある」こと、「併用はしないこと」と記載されていた。しかし、人命を脅かすほどの相互作用になるとはあまり認識されていない時代であった。そのため、安易に併用してしまった医師が全国的に相当存在していたことは事実である。この事件によって、薬物相互作用の怖さが広く認識され、強く注意されるようになった。この相互作用によって、ソリブジンはすぐに発売中止になってしまった。よく考えれば、５ＦＵを含んでいる薬を飲んでいない患者であれば、非常に有効性の高い薬だったので、個人的には発売中止にする必要はなかったと思う。ただ、５ＦＵを飲んでいる患者さんがよく知らないでソリブジンを飲んでしまったら大変ということで発売中止になったわけである。

　薬物相互作用が引き起こされる原因として多くのことが考えられている。まず、同じ作用を持つ薬物を一緒に飲むと作用が強く現れて副作用を起こしやすくなる。例えば、総合かぜ薬と生理痛や頭痛などの痛み止めには鎮痛消炎成分が入っている。また総合かぜ薬と酔い止め、眠り薬などには抗アレルギー成分が入っている。この様な組み合わせの薬を一緒に飲むと同じ成分が重なるので作用が強くなって副作用が多くなることがある。反対に中枢興奮薬と中枢を抑制する睡眠薬を一緒に飲むとお互いの作用が打ち消されて効果は低下することはよく理解できると思う。この様な組み合わせだけなら薬物相互作用は簡単であるが、じつは、もっと多くの原因によって引き起こされて

いるので厄介である。

　まず薬を服用した時に、薬が身体に入ってから出ていくまでの過程に影響が出て薬物相互作用が現れることが多いのでこれについて解説する。

　ほとんどの薬は、口から飲むとまず腸管などから体内に取り込まれて（これを吸収という）、血流で全身に行き渡り（これを分布という）薬の作用する部分に到達して作用する。その後、水に溶けやすい形に変化されて（これを代謝という）、尿として体外に出ていく（これを排泄という）。ある薬物を飲んだ時に、この吸収、分布、代謝、排泄が通常通りであれば普通の効果が現れることになる。しかし一緒に飲んだ薬が、もう一方の薬の吸収、分布、代謝、排泄に影響を与えると、その薬の効果が増強したり減弱したりしてしまう。これが薬物相互作用である。

　まず、吸収の場における相互作用の例では、胃痛や吐き気を抑える胃腸薬のメトクロプラミドは腸管の運動を抑える結果、他の薬の吸収が低下してその薬の効果が減弱することがある。また、テトラサイクリン、ミノサイクリン、セフジニルなどの抗生物質や甲状腺ホルモン製剤などをカルシウム剤や鉄剤と一緒に飲むと薬と薬が複合体を形成して腸から吸収されなくなって、薬の作用が大きく減弱する例などがある。ちなみにこの場合、カルシウム剤や鉄剤は２時間以上間隔をあけて服用すれば影響は避けられるとされている。

　次に、分布の場における相互作用の例えを考えてみる。吸収されて血液に入った薬物は血液中のアルブミンなどの血漿蛋白質と一部結合する。そして結合していない部分が血管外に出て薬の作用を現わす。この薬物と血漿蛋白質との結合率（結合力）は、薬物の種類によって99％～20％程度まで大きな差があ

る。ここで結合率99％の薬物は、血液中に100ある内の1が血管外に出て薬の作用を現わすことになる。さて、結合率95％の薬を2種類一緒に飲んだ時を考えると、血液中で結合する血漿蛋白質を奪い合って、結果的に結合率がお互いに90％に減少したと仮定してみる。すると、結合していない薬物が5％から10％に増えたことになる。すなわち理論的には薬の作用が2倍になることになる。血液をサラサラにする薬として知られているワルファリンは血漿蛋白結合率が97（95〜99）％で、非常に相互作用が起きやすい薬物である。アスピリン、インドメタシン、ジクロフェナクナトリウムなどの多くの解熱鎮痛消炎薬も蛋白結合率が高い薬物なので、これらとワルファリンを一緒に飲むと、ワルファリンの効果が増強されてしまう。ワルファリンの作用が強すぎると、血が止まらなくなる、内出血、鼻出血、歯肉出血などが現れることがある。怖いのは消化管出血で、知らないうちに黒っぽい便になり、貧血になってからやっと消化管出血が続いていることが分かることもある。

　代謝の場における相互作用であるが、これも非常に頻度の多い相互作用である。私たちの身体は細胞でできているが、この細胞の細胞膜は脂の膜とも考えられる。薬はこの脂の膜を通って吸収され、作用部位に運ばれて作用するので、薬は基本的に油脂に溶けやすい（水に溶けにくい）物質が多くなっている。そして薬は元々身体にとっては異物なので、身体から外に出そうという仕組みがある。最も大きな経路は、薬物をもっと分子量の小さい、水に溶けやすい物質に変化させて、尿に溶かして体外に排泄するという経路である。私たちはいろんな食物を食べて、身体の中にいろんな物質を取り入れている。もともと私たちは、身体に入った脂に溶けやすい物質を化学反応によっ

て水に溶けやすい物質に変化させる機能を持っている。肝臓に存在する薬物代謝酵素という酵素によって、脂に溶けやすい物質を酸化、還元、加水分解などいろんな化学反応によって水に溶けやすい物質に変化させる。この薬物代謝酵素の働きを弱めたり強めたりすると薬の代謝が影響されて薬の作用が強くなったり弱くなったりする。この章の最初に書いたソリブジンと５FUの相互作用は、ソリブジンが薬物代謝酵素の働きを抑制するので５FUの代謝が抑制されて、５FUの血中濃度が異常に高くなってしまったのである。この薬物代謝酵素は非常に多くの薬物の代謝に関与していて、さらに薬物代謝酵素の働きに影響を与える薬物は多く存在する。そのため、この機序による薬物相互作用は非常に多くの症例が報告されている。例えば、抗がん薬カペシタビンとの併用でワルファリンの作用が増強されて死亡したという例などが報告されている。

　代謝されて水に溶けやすくなった薬物は尿として身体の外に排泄されるが、この尿への排泄率が併用する薬によって異なってくることがある。腎臓における尿の生成は、まず腎の糸球体というところで多くの物質を含む原尿が作られ、そこから必要な物質や水をもう一度吸収して身体に取り込み、最後に残ったものが尿となって排泄される。このいくつかの過程に他の薬物が影響することにより薬物相互作用が現れる。身近な例では、痛み止めのアスピリン、イブプロフェン、ロキソプロフェンなどを飲んでいるときに、炭酸水素ナトリウム（重曹）を含む胃薬を飲むと、尿のpHが上昇し、痛み止めの排泄が多くなって痛み止めの効果が低くなることがある。

　ここまで書いたように、薬の効果に影響を及ぼす機序・因子にはいろいろあり、膨大な症例報告がされている。そして、薬

の種類は極めて多いので、実際に投与された薬の薬物相互作用は判断に苦しむことが多いのが現実である。ある報告では、5〜6種類以上を飲んでいる場合には何らかの相互作用がある可能性が高いと書かれている。しかし、実際に多くの薬を服用している場合にその相互作用については、なかなか判断が難しい。現在、日本では非常に多くの薬を服用している人が多い。そのため現在は、医療従事者の中で「多種類の薬を飲み過ぎているので注意すべきである。なるべく少ない薬で治療しよう」という動きも出てきている。特に高齢者は多くの病気を持っていることがあり、多くの薬を使用するとその副作用が出て来て、その副作用を抑えるために更に薬を追加すると言う現象が出て来ている。これを高齢者のポリファーマシー(多剤併用)と呼んでいるが、これに対してしっかりと対処をしなければならないという認識が出て来ている。

　この薬と薬(薬同士)の相互作用に対して実際にどう対処するかということであるが、危険な組み合わせは添付文書(薬の説明書)に書いてあるので、まずそれは確実に避けるべきである。そして、医療機関で処方される薬については、医師や薬剤師がチェックしているので説明をしっかり聞いて把握する。薬を飲んでいる人が薬局で他の薬を買う場合には、薬剤師に確認した方が良い。何といってもむやみに多種類の薬を一緒に飲まないように心がけることが大切である。

2　薬と食物との飲み合わせ

　私たちは毎日食事をしているが、その飲食物が薬物の効果に影響を及ぼすことがあるということが分かっている。有名な例

としては、血液をサラサラにする抗凝固薬ワルファリンを飲んでいる人が、納豆やクロレラ、緑黄色野菜を食べるとワルファリンの効果が低下する例などがある。納豆は食べて2～3日間は影響が残るので、これは避ける必要がある。どうしても納豆を食べたい人は、ワルファリンでない抗凝固薬を使ってもらうように医師に伝えて変更してもらう必要がある。ワルファリンは、納豆の他にクロレラ、緑黄色野菜などを食べ過ぎないように注意してもらうことが必要となる。私の友人が勤務する病院で「夏になるとどうしてもワルファリンの効果が弱くなる患者さんが何人か入院してくる」という事例があった。よくよく調べてみると、枝豆を食べ過ぎてワルファリンの効果が低下したということであったという。新潟は枝豆の産地で一度に非常に多く食べることから起きてしまった副作用であった。ワルファリンに枝豆で影響がでたという報告は聞いたことが無かったので驚いた症例であった。

　血圧降下薬のカルシウム拮抗薬を飲んでいる人が、グレープフルーツジュースを飲むと薬の効果が強くなる、あるいは副作用の頻度が高くなることが報告されている。そしてカルシウム拮抗薬の種類によって影響の受け方が異なっていることも分かってきた。グレープフルーツは、他にコレステロールを下げるスタチン系といわれる薬、そしてタクロリムスなど免疫を抑える薬の作用を強める、あるいは副作用を起こしやすくすることがあることも報告されている。グレープフルーツジュースの影響は飲んでから十数時間から数日も残る場合があることも分かって来たので注意が必要である。

　私たちが毎日のように飲む牛乳でも、ニューキノロン系抗菌薬（ノルフロキサシンなど）、テトラサイクリン系抗菌薬（オキ

シテトラサイクリンなど)、セフェム系抗菌薬(セフジニル、セファクロルなど)の吸収を低下させる。一方では、同じ牛乳が抗真菌薬のグリセオフルビン、睡眠鎮静薬のグアゼパムの吸収は増加させることが分かっている。ただ、牛乳は一緒に飲むと影響があるが、2時間位時間をずらして飲めば大丈夫である。

　アルコールは一緒に飲むと催眠薬、乗物酔い防止薬、解熱鎮痛薬などの作用を強める。他にアルコールは解熱鎮痛薬アセトアミノフェンの副作用(肝機能障害)を引き起こしたという報告、またビスマスを含む胃腸薬でビスマス吸収増大による精神神経障害を引き起こした報告もある。そして、アルコールを常飲している人では肝臓の薬物代謝酵素が増えるため多くの薬物の作用を減弱することが分かっている。

　ビスフォスフォネートという種類の骨粗鬆症の薬は、他の物との結合性が非常に高いので、食事と一緒に飲むと全く吸収されない。そのため朝起きた空腹時に水で飲んで、服用後30分は水以外のものは飲んだり食べたりしてはいけない。水でもミネラルウォーターはミネラルが入っているので避けなければならない。

　睡眠薬のクアゼパムは寝る前の空腹時に飲むことになっている。夜食を食べてすぐにグアゼパムを飲むと食事の影響で吸収が2〜3倍になり、副作用で過度の鎮静、呼吸困難を起こした報告例がある。そのため、夜食後に睡眠薬を飲む生活習慣の人はグアゼパム以外の睡眠薬を選んで飲むようにしなければならない。

　この他、高脂肪食や高蛋白食で薬の吸収に差が出たという報告もある。しかしこれは研究としての報告であり、実際に食事が薬の治療効果に影響を及ぼしたという報告は思いのほか少な

いのが現実である。

　ここまで薬と食事との飲み合わせについて書いてきたが、食事まで考えて薬を飲むのは大変だと思われるかも知れない。薬や食事の組み合わせは無限に近くあるので、それらの組み合わせについてすべて知ることは出来ない。それでは私たちはどう対処したら良いだろうか。過去に実際に薬と食事や嗜好品の飲み合わせで影響を与えた臨床報告例があるので、その中の注意すべき飲み合わせは避けることは出来る。この避けるべき飲み合わせについて一般使用者は知っている訳ではない。実際には薬局で薬を調剤してもらったり買ったりする際に薬剤師から説明があるはずである。また、薬局で薬を買う際に、薬の説明書に書いてあるのでその際は避けるようにする。それ以外の薬と食事の飲み合わせについては、あまり気にしないという程度で良いと私は思っている。

3　薬とサプリメントの飲み合わせ

　サプリメントは次の章に書く健康食品の一部であるが、このサプリメントと薬を一緒に飲むことによって薬の効果に影響する場合があるので、これについて書いてみる。

　ビタミンは薬として使用されているが、サプリメントとしても販売されている。これらは薬と一緒に飲むと影響を与える場合がある。ビタミンAは血液抗凝固薬ワルファリンの作用を強め、葉酸は抗てんかん薬のフェニトインの作用を低下させるという報告がある。また、ビタミンB_6はパーキンソン病治療薬のレボドパの作用を弱める。ビタミンDは強心薬ジゴキシンの作用を強める。注意すべきものとして、ビタミンKは血液抗凝

固薬ワルファリンの作用を弱めてしまう。

　鉄、カルシウム、亜鉛などもサプリメントとして飲んでいる人がいると思うが、これらのミネラルは、キノロン系、ニューキノロン系などの抗菌薬と結合してその吸収を低下させるので効果が減弱してしまうことは前に書いた。ビスフォスフォネートと言われる骨訴訟症の薬はこれらと一緒に飲むと全く効果が無くなってしまう。鉄はセフジニルという抗菌薬と結合して真赤な便を形成し、吸収を阻害することは有名である。カルシウムが強心薬ジギタリスの作用を増強して、嘔気、嘔吐、不整脈などの副作用症状を引き起こす可能性があることも注意すべきである。

　他のサプリメントで注意が必要なものの一つとして、西洋オトギリソウ（セントジョーンズワート）があげられる。セントジョーンズワートはヨーロッパでは、抗不安薬として医薬品として使用している国もあるハーブである。基本的に抗不安作用があるので、抗不安薬の作用を増強する。しかし、西洋オトギリソウは、抗てんかん薬、気管支拡張薬、強心薬、卵胞ホルモン薬、抗不整脈薬、血液抗凝固薬、免疫抑制薬、抗腫瘍薬、抗真菌薬など、他の非常に多くの薬の代謝・排泄を促進するので、一緒に飲んだ薬の作用を減弱させてしまう。これは注意すべき飲み合わせとなっている。他にイチョウ葉エキス、ノコギリヤシ、カモミールなどの報告もあるが、それほど影響が大きいとは言えない。最近はサプリメントと薬の飲み合わせについて1冊にまとめた本になる位多くの情報が出ているが、治療効果に大きな影響を与える可能性のある飲み合わせはそれ程多くない。現実にはここに書いた組み合わせくらいを考えておいたらよいのではないかと思う。

第16章　健康食品

　現在、巷では「健康食品」といわれているものが、非常に多く販売されている。この健康食品について、特にサプリメントなどといわれて販売されているものの中には、いかにも「薬」であるかような錯覚を起こしやすい表現で発売されていることがある。ここでは薬ではなく健康食品について書いてみる。

1　健康食品とは？　薬とは？

　テレビ、新聞、雑誌などで、「健康食品」とか「サプリメント」と称されて宣伝されているものが非常に多く存在する。健康食品とは、普通の食品よりも健康によいと称して売られている食品であるが、法令上での明確な定義はない。健康食品とは、栄養成分を補給し、または特別の保健の用途に資するものとして販売の用に供する食品で、バランスのとれた食生活が困難な場合においての2次的・補完的な目的で使用される食品である。分かりにくいが、健康増進法で「特定保健用食品（トクホ）」、「栄養機能食品」、「機能性表示食品」が食品として規制されている。

　私たちはよくサプリメントという言葉を使うが、サプリメントの明確な定義はない。食事とは異なる形で不足している栄養などを補う商品を総称して「サプリメント」と呼んでいる。英語のsupply（供給・補充）に由来する単語とされる。これら健康食品、サプリメントは健康に良いことは謳うことができるが、「診断」、「予防」、「治療」、「処置」など医学的な表現は使

用してはいけない。

　一方、薬は病気の治療や予防に用いられるもので、「医薬品、医療機器等の品質、有効性及び安全性の確保等に関する法律（薬機法）」という法律で厳しく規制されている。当然、病気に対する治療効果などを表現することが許されている。

　私たちは、これらの違いをよく理解した上で健康食品やサプリメントに過度の期待をせずに、しかし折角なら有効に利用したい。

2　特定保健用食品（トクホ）

　トクホのマークで知られる特定保健用食品は、健康の維持や増進に役立つ機能があると表示が許されている食品で、その効果や安全性について消費庁を中心に複数の機関が個別に詳細な審議を行って許可された食品にのみ表示が許されている。その薬理作用によって疾病を予防したり、生理機能を調節したりすることができるとされている。ただ、疾病を治療する効果を述べることはできない。食品ごとに消費者庁長官が許可している。

　実際には、お腹の調子を整える、コレステロールが高めの方に適する、食後の血糖値の上昇を穏やかにする、血圧が高めの方に適する、虫歯の原因になりにくい、血中中性脂肪が気になる方に適する、体脂肪が気になる方に適する、カルシウム等ミネラルの吸収を助ける、骨の健康維持に役立つ、鉄を補給する、肌の水分を逃しにくい、など多くの事項が許可されて表示されている。

　その成分として、オリゴ糖、食物繊維、乳酸菌、大豆蛋白、

アミノ酸、ラクトバチルス、デキストリン、ミネラル、パラチノース、ペプチド、キトサン、ヘム鉄、キシリトールなどを含んだ非常に多くの商品が発売されている。

3　栄養機能食品

　私たちが健康で生きるために必要な栄養素（ビタミン、ミネラルなど）が不足しがちな場合、それを補うために利用できる食品が栄養機能食品である。ビタミン類はビタミンA、B_1、B_2、B_6、B_{12}、C、D、E、葉酸、ナイアシン、パントテン酸、ビオチンの12種類、そしてミネラル類はカルシウム、鉄の2種類については科学的根拠が確認されていて、これらの栄養成分を一定の基準量を含む食品であれば、届出をしなくても、国が定めた表現によって機能表示ができる食品（栄養機能食品）になる。基準を満たした加工食品や生鮮食品などが栄養機能食品として販売されている。

4　機能性表示食品

　従来、健康増進法で機能性を表示できるのは、特定保健用食品（トクホ）、栄養機能食品の2種類だけであったが、2015年（平成27年）に機能性をわかりやすく表示した商品の選択肢を増やし、消費者が正しい情報を得て選択できるように新たに「機能性表示食品」制度が開始された。事業者が食品の安全性と機能性に関する科学的根拠などの必要な事項を、販売前に消費者庁長官に届け出て機能性を表示する。特定保健用食品とは異なり、消費者庁長官の個別の許可を得たものではない。生鮮

食品を含め、すべての食品が対象となっている。

　機能性表示食品が持つ働きの表示例には、体脂肪を減らす、血糖値の上昇を抑える、血圧を下げる、腸内環境を改善する、ストレスや疲労感を軽減する、記憶力を維持する、関節の動きをサポートするなどがある。なにかトクホや栄養機能食品と紛らわしいが、その食品に含まれる成分の健康への効果を謳った食品と考えると理解しやすい。含まれる成分の量は各々の食品で大きく異なる。例えば、γ-アミノ酪酸（ガンマーアミノ酪酸、GABA）を含む機能性表示食品だけでも数十種類の製品が発売されている。それらは0.4％、5％、10％、99％以上などの濃度で含まれ、機能は、血圧低減、抗ストレス、睡眠質維持、筋肉量維持、肌弾力維持などが謳われている。また、EPA・DHAを含む食品は、いろんな濃度で10種類以上の製品が発売され、中性脂肪を減らす、記憶力を維持するなどが謳われている。他にルテイン、アスタキサンチン、フラクトオリゴ糖、乳酸菌、コラーゲンペプチド、カテキン、コエンザイムQ_{10}、コラーゲンなどを含む食品が機能性表示食品として発売されている。

5　サプリメント

　サプリメントという言葉は非常に広く使用されているが、日本では法律的に明確な定義はない。ただ、アメリカでは「Dietary Supplement」という言葉があり、「従来の食品・医薬品とは異なるカテゴリーの食品で、ビタミン、ミネラル、アミノ酸、ハーブなどの成分を含み、通常の食品と紛らわしくない形状（錠剤やカプセルなど）のもの」と理解されている。この様な背景もあり、日本では足りない栄養素や体が欲しがって

いるビタミンなどの栄養素を、食事とは違った形で補うものが「サプリメント」と言われて販売されている。この様なことを考え合わせると、サプリメントは食事によって十分に摂りきれていない栄養素を補うための補助食品の総称で、健康食品の一つであると認識されている。

　現在、日本ではサプリメントと称して非常に多くの種類の商品が発売されている。例えば、身体を作る原料であるアミノ酸やタンパク質（ヒアルロン酸、コラーゲン、プロテインなど）、身体を動かすエネルギーや調子を整える物質である糖質、ビタミン、ミネラル、さらに病的状態に有効に働くものとしてキチン・キトサン、ペプチド、ルチン、セントジョーンズワートなどが思い浮かぶ。

　サプリメントの利点としては不足栄養素を簡単に効率よく補給できる、食事が摂れない時や制限されている時でも簡単に栄養素を補給できる、味がないので飽きずに長期間継続することができるなどが挙げられている。しかし問題点として、非常に種類が多く生産地や発売会社によって含有量や品質に大きな違いがある、確実な情報が少ない、不純物による悪影響を考慮する必要がある、不足していない状態では効果がない、本当の効果が分かりにくいなどがある。輸入品では何がどれだけ入っているか未知の場合があり、実際に中国から輸入したサプリメントで副作用を起こした例がある。

　講演会などで「サプリメントは効果があるのですか？」とか「サプリメントなんか効きませんよね？」などと聞かれることがよくある。実際には個々のサプリメントとその人の身体の状態によって効果が違うので、返答に困ってしまうことがほとんどである。それでも、あえてサプリメントの効果について考え

て見ると、基本的に不足している栄養素があれば、それを補給するので効果はあるはずである。私の妻は乳がん転移ステージⅣで、化学療法をしている時に、血液検査で若干の貧血となっていた。ただ、貧血の鉄剤を服用するまでもない病態で、医師からは「貧血は要観察にして、鉄剤はまだ投与しないで様子をみましょう」ということを言われた。それで、私は、鉄12mg、葉酸200μg、ビタミンC80mgを含有するサプリメント錠剤を買って来て、説明書では1日1錠のところ、妻に毎日2錠飲ませた。医療用の鉄剤では1日に鉄50〜100mgを飲ませるので、医療用鉄剤の1／2〜1／4量の鉄分を飲ませたことになる。その結果、少し貧血から脱却した時期もあり、また弱い貧血状態を長く維持することができたので、まあこれで良かったのかなと思ったこともある。しかし、サプリメントは当然のことながらその物質が不足していない場合には効果はない。また、使われる条件によって有効性に違いがでる場合もある。例えば、筋肉をつくるプロテイン末やアミノ酸のサプリメントは筋肉トレーニングの直後から1時間以内位に飲むと効果的であるが、それ以後に飲んでも効果は少なくなることが分かっている。長野県でウオーキングの直後に牛乳を飲んだ人達と、飲まなかった人達では、筋肉の付き方が違ったという研究結果も報告されている。

　現在、サプリメントは非常に大きな市場を占めている。一概に「サプリメントは効果がない」あるいは「サプリメントは非常に有益である」と言えない現状がお分かりいただけたと思う。薬との飲み合わせなどに注意すべきものもあり、付き合い方が難しいが、各々のサプリメントについてしっかりと調べて使用すべきものであると思っている。

第17章 特殊な状態(小児、高齢者、妊娠、授乳など)と薬の関係

　これまで薬を中心に書いてきたが、薬の効果は薬を飲む人の状態によっても異なってくる。小児や高齢者、妊娠、授乳している人は、通常の成人と異なる。さらに性差や遺伝による個人差、人種差などがあるので、これらについて書いてみる。

1　小児

　子供に対する薬について、よく「子供だから薬は大人の量の半分を飲ませればよい」などと勝手に判断する人がいる話は聞くことがあるが、これは危険だったり効果が少なかったりする可能性がある。

　私が病院に勤務していた頃の話である。内科学教授の院長と教授室で話をしている時に院長の子供さんが高熱が出たので学校から帰されてきたと奥様から電話があった。その時に院長はすぐに近くの行きつけの小児科に連れて行くように奥様に指示した。私が「先生が診ないのですか？」と聞くと「子供の病気と大人の病気は別物だ」との答えが返ってきた。えー、そうなのかとある意味納得した経験がある。

　小児の定義については、医療法で「小児とは通常小児科において診療を受ける者」と規定され具体的に何歳から何歳までと限定することは困難とされている。一般的には新生児は生まれてから約1か月以内をいい、さらに児童福祉法では、乳児は満

1歳に満たない者、幼児は満1歳から小学校就学期に達する者、児童は小学校入学時から満18歳までの者と規定されている。このいろんな段階で小児の薬に対する反応も大きく異なっている。

成人とは異なる小児の特徴としていろんなことが分かっている。まず、新生児は腎機能が低いため薬物排泄能が低い。肝臓では薬物代謝酵素活性が低く、グルクロン酸抱合能が低いため薬物代謝能力が低い。血液－脳関門が未発達で薬物の脳への移行率が高い。小児は腸の長さの比率が高いため吸収率が高い。これらの特徴はいずれも薬物の体内での濃度が高くなる傾向の要因になる。一方では身体は水分量が多いため水溶性薬物の血中濃度は低くなる。小児は成人に比べて体表面積比が大きいため基礎代謝が活発で薬の作用は年齢比や体重比では弱くなる傾向がある。一般に交感神経系が優位であるため、交感神経抑制薬の効果は低くなり、交感神経興奮薬の効果は強くなる。この様に小児の特徴が分かってきたが、一概に小児といっても乳児、幼児、児童の時期で薬の作用の強さは異なってくるので複雑である。経験から小児に効果、副作用が起きやすい薬物としてモルヒネ、カフェイン、テオフィリンが分かっている。子供にコーヒーを飲ませるなというのはカフェインの作用が強く出ることから言われているのかも知れない。一方では小児に効果が現れにくい薬物として、精神安定薬、フェニトイン、カルバマゼピン、クロルフェニラミン、フェノバルビタール、セチリジン、ジゴキシンなどが分かっている。

昔から小児への薬の量はどの様に判断するかという議論が多く出されてきた。古くはヤングの式という計算方法があり、12歳で大人の半量となる計算方法であった。しかしそれでは少な

すぎるという意見が多く出てきた。その後、薬物代謝は基礎代謝に比例し、基礎代謝は体表面積に比例するという理論から体表面積比を計算するアウグスベルガーの式が一般的となり、現在ではそれを簡略化して表にしたハルナックの表という表が使用されることが多い。これは成人量を1とすると、6か月児1/5、1歳児1/4、3歳児1/3、7.5歳児1/2、12歳児2/3という簡単な表である。ただ、これはあくまで目安で、個々の薬物によって小児の感受性が異なるので、実際には臨床試験を行いながら小児薬用量を決めてある薬物が多い。

　小児に薬を使う際には量だけでなく、剤形も十分に考慮する必要がある。5歳以下の小児は錠剤やカプセル剤は飲むことが難しい。シロップ剤、ドライシロップ剤、散剤、顆粒剤、水剤などを選ぶことが多い。また小児は結構味にうるさいことがある。昔はイチゴ味が一番の人気であったが、最近は甘ったるいイチゴ味よりもオレンジ味とかが好まれることもある。その小児によって十分に飲める状態を確かめる必要がある。マクロライド系のエリスロマイシンドライシロップや鎮痛解熱薬のカロナール細粒をジュースに溶かして飲ませたところ、苦みが強くなって飲まなくなったという例もある。小児に薬を適切に飲ませるのもなかなか大変である。

2　高齢者

　社会の高齢化が進み高齢者の割合が多くなってきている。高齢者は一般成人に比べて基本的に副作用が出現しやすいことが分かっているので、少量から様子をみながら使用して徐々に増量することが多いが複雑な要素もある。

まず、何歳以上を高齢者とするかは、時代や地域によって異なるが、現在、世界保健機構（WHO）では65歳以上を高齢者としている。齢をとると神経が鈍くなるとよく言われているが本当だろうか？ 1971年にShockが老化に伴う生理機能の低下について報告している。その報告によると、神経伝導速度は最も低下率が低くて、80歳代でも若年時の80％以上を保っている。そして基礎代謝率、細胞含水量、心係数などの順で低下率が大きくなり、高齢者で最も低下率が大きい生理機能は肺機能と腎機能であると報告している。高齢者の肺炎は命取りになると言われる所以がよく理解できる。そして腎血漿流量は80歳代では若年者の50％以下となっていて、これは軽度腎機能障害に相当する機能低下である。腎機能が低下することで薬物の体外への排泄は遅延して血中濃度が高くなり副作用が現れやすくなる。ただ、一概に高齢者というが、高齢者は個人差が非常に大きいことも特徴的である。それまでの生活習慣も個人差に影響を与えていると考えられており、薬物の作用・副作用の強さが個々に大きく異なる可能性がある。また嚥下能力低下（嚥下障害）で大きい錠剤は飲み難い場合もある。多くの持病を抱えている人が多く、多種類の薬物を服用していて相互作用や副作用の発現に注意が必要な場合も多い。多種類の薬を服用することで有害事象などのリスクがある状態をポリファーマシーといい、十分に認識したうえで薬物治療をすることが求められている。一般に5〜6種類以上の薬を飲むと薬物相互作用も増えてきてポリファーマシーの状態になるとされている。それでも私の友人には10種類以上の薬を飲んでいる人が何人かいる。これが日本の現実である。医療界では日本はポリファーマシーが多いので、これを減らすべきだという意見が広まっているが、実

際に薬を減らすことに苦慮していることが多いようである。

3　妊娠

妊娠時に薬を飲むと奇形児が生まれる可能性があるので薬は絶対に飲まないと言われる方もいる。これはサリドマイド薬害の影響で私たちに深く刻み込まれた薬に対する不安である。現在では催奇形性のある薬はある程度限られており、さらに危険な服用時期も決まっている。これらは医薬品添付文書（使用説明書）にもしっかり記載してあるので、それほど心配することではない。

妊娠時の特徴について考えて見ると、まず循環血液量は胎児の血液量も入れて非妊娠時よりも40〜50％増加するので薬物血中濃度は低下傾向になり薬物の作用は低くなる傾向になる。そして心拍出量が増加して腎血流量が増加し、腎からの薬物排泄が増加して薬物の作用は低くなる傾向になる。一方では血中アルブミン量が減少するので血中薬物遊離型が多くなり、血漿蛋白質との結合率の高い薬物の効果が強くなる。また、母親の血中薬物は血液－胎盤関門を通って胎児へ移行するが、油に溶けやすい（脂溶性）薬物は胎児に移行しやすい。この様に多くの報告があるので何だか訳の分からなくなってしまう。結論から言うと、その薬によって現れる影響が異なってくるので、医師、薬剤師などにしっかり確認しながら使用するという結論になってしまう。一つ言いたいのは、妊娠時でもむやみに薬を恐れないで、使用すべき薬はしっかりとした知識を持ってしっかり使うことが肝要である。

4　授乳

　乳児に母乳を飲ませる時に自分は薬を飲んではいけないと心配する母親が多い。そして母乳に薬物が移行するという報告は多く存在する。しかし、ほとんどの薬の移行量は非常に少ないことが分かっていて乳児に影響する可能性は思わず低いことが分かっている。それでもやはり影響を与える薬がある。例えば、コカインやモルヒネなどのモルフィン化合物（麻薬）である。乳児はモルフィン化合物には極めて敏感でほんの少量で副作用が現れる。類似化合物のコデイン類も避けた方が良い。片頭痛治療に使用されるエルゴタミンは乳児に嘔吐、下痢などを起こす可能性があるので避けてトリプタンという治療薬を選ぶとされている。ダントロレンも影響するといわれるので授乳を中止することがある。アミオダロンという不整脈の薬も避けた方が良く、他の抗不整脈用薬を使用する。抗がん剤を母親が使用している場合は授乳を避ける必要がある。

　ここには影響の可能性がある薬について書いたので多いように感じるかも知れない。しかし、個々の薬の授乳への影響ついては良く研究されている。授乳婦が薬を使用する場合には不安にとらわれず医師や薬剤師に相談することをお勧めする。

5　性差

　男女で薬の作用が違ってくる場合も考えられる。一般に女性は男性より体脂肪率が高い傾向があり、その場合は脂溶性（油に溶けやすい）薬物が脂肪に蓄積して作用が持続しやすい。それから肝臓には薬物代謝酵素が何種類か存在しているが、その

種類によって活性の強さが男女によって異なることが分かっている。これが薬の効果の性差になる。また、薬物によっては継続服用すると薬物代謝酵素が増えていくことがある。これは酵素誘導という現象で、酵素が増えることによって薬の効果が減少する。よく長く薬を飲んでいると徐々に効果が弱くなってくるといわれる現象である。そしてこの酵素誘導は女性の方が高いことが分かっている。

6　遺伝

　私たちの体質は遺伝子の違いによって大きく異なっていることはよく理解していることと思う。この遺伝子の個人差によって薬の感受性や代謝・排泄について大きな個人差になることがある。肝臓には何種類もの薬物代謝酵素が存在しているが、その種類によって活性が遺伝子によって異なる場合がある。例えば、抗結核薬のイソニアジドや狭心症治療薬のプロカインアミドはアセチル基転移酵素という酵素の多い人と少ない人では効果が異なってくることが分かっている。

　私の友人がドイツに行って働いた時に、現地の人とお昼を食べながらビールを飲むと彼一人が真赤な顔になって笑われたという話をしてくれた。日本では夜繁華街を歩いているとお酒に酔って顔が真っ赤になっている人を見かけることは当たり前である。この顔が赤くなる現象は、身体の中のアルデヒドデヒドロゲナーゼという酵素が少ない人に起きる現象である。アルコールを飲むとアセトアルデヒドという物質が身体の中で生成される。そのアセトアルデヒドをすぐに分解するのがアルデヒドデヒドロゲナーゼという酵素である。この酵素が少ないとア

セトアルデヒドの血中濃度が高くなり、血管が拡張して顔が赤くなってしまう。このアルデヒドデヒドロゲナーゼの量について欧米人は多い人がほとんどで、日本人などモンゴル系では少ない人が多いといわれている。この人種差は遺伝による薬物代謝酵素の違いによる個人差が多いと理解されている。最近は世界規模での薬の開発が行われているので、人種によって薬の作用が大きく異なる場合があることは理解しておいた方がよいかも知れない。

　最近は抗がん薬と遺伝子の関係が注目されている。例えば、肺がん患者でEGFR遺伝子という遺伝子に変異があるとゲフィニチブという抗がん薬の効果が期待される。大腸がんではK-ras遺伝子に変異が無ければパニツムマブという抗がん薬の効果が期待される。乳がんではHER 2 遺伝子が陽性であればトラスツズマブの効果が期待できるなどである。この方面の研究は特に近年進んでいる分野である。

7　個人差

　20年近く前にホテルで泊りがけの薬剤師会の研修があった時のことである。日頃からお酒を飲めないと言っていた後輩の女性薬剤師に、「これは水みたいなものだから」と言って一口（コップ1/5～1/4杯ほど）の日本酒を飲ませた。意識はしっかりしていたが、食事が終わって席を立とうとしても腰が抜けて立ち上がれず、周りの女性薬剤師達から「何を飲ませたのですか！」と叱られたことがある。私は飲めないと言っても全く飲めないことはなかろうと高を括っていたが、本当に全くお酒を飲めない人がいたのである。一方では、私の周りには一

升酒を飲む人はざらにいた。お酒の個人差は本当に大きいものである。薬についても個人差は大きいのであろうか。

　研究者が実験にマウスやラットを使用するが、このマウスやラットは兄弟交配を繰り返して遺伝子が一卵性双生児に匹敵するほど一致する状態にした、いわゆる純系の実験動物なのである。この純系のマウスやラットを使って薬の効果を調べると、薬によって異なるが、その効果を現わす用量は数十倍異なることがある。一卵性双生児と同じくらい遺伝的に近い動物でも薬物の効果に差がでる訳である。ましてや遺伝的に大きな違いがある個々の人間で薬物の効果に差が出るのは当然である。ただ、あまりに個々の人によって効果に差がでる薬物は、臨床的に有意差が出にくく開発途中で脱落することが多く、実際に薬として市場に出ている薬はそれ程大きな差とはなっていないのが現実かも知れない。

　いずれにしても小児、高齢者、妊娠、授乳、性別、遺伝など多くの要因によって薬の効果には差が出てくると考えられるので、薬を使うときには個人差があることをよく認識して使用すべきである。自分の薬を他人に譲ることは危険があることを理解していただきたい。

第18章　薬を上手に使う

　ここまで薬に関することについていろんな面から雑多に書いてきた。私が24歳で薬剤師として働き出してから50年以上にわたって薬に関わって過ごしてきた。その経験から薬を使うすべての人が薬を上手に使用して欲しいという願いが続いてきた。私がこの本を書こうと思ったのも、薬についていろんな興味を持っていただいて、最終的には薬を有効に上手に使用して欲しいと思ったからである。最終章として医療従事者でない一般の人が薬を上手に使うために必要な事柄についてまとめてみる。

1　病気について良く知る

　まず、薬を使う目的は基本的に病気や身体の不調から逃れるためである。その薬を使う前に、問題となる病気や身体の不調はどういうものかしっかりと知る必要がある。病気の状態について自分ではよく分からないことが多いと思うので、その病気について分からないことはしっかりと理解するまで医師に教えてもらうことが良いと思う。説明をしっかりしてくれる良い医師を選ぶことが必要である。説明を聞いて病気の状態を認識しながら薬を使うことが、薬を上手に使う第一歩である。

2　薬について良く知る

　病気になって薬を使うことになったら、その薬がどの様な作用で病気を治そうとしているのか理解して使う必要がある。先

に書いた通り、根本的に病気を治す薬もあるが病気の症状を抑える薬の方が多い。そうすると飲みきりの薬と継続的に服用が必要な薬が分かる。それ以外にも服用している薬について知っておくべき事項をしっかりと知ってから使う必要がある。例えば、その薬の副作用として注意しなければならない症状にはどんなものがあるか、食前と食後の飲みわけが必要か、飲み忘れた時の対処は、他の薬や食事と一緒に飲んで良いのかなどを良く知って飲むことが薬を上手に使用するコツである。これらは薬によって異なるので知っておきたい情報は膨大となる。しかし、素人がこれらの必要な情報をしっかりと調べて知ることは難しいことである。これは薬剤師にしっかりと教えてもらうことが非常に重要になってくる。その為にはしっかり説明してくれる良い薬剤師を選ぶことが必要である。現在はで「かかりつけ薬剤師」という言葉ができているが、薬を上手に使うには良い薬剤師を選んでその薬剤師をうまく利用することが、薬を上手に使うために大きな力となってくる。

　以上、18章にわたって医療従事者でない一般の人に薬を上手に使用していただくに必要な知識や考え方を私なりに書いてみた。薬物は使い方によって薬になるが毒にもなりかねないものである。是非周りの医療従事者を有効に利用して健康を保っていただきたいと思うものである。

おわりに ～薬剤師を取り巻く環境と仕事内容の変遷～

　私が書きたかった薬の知識や情報については18章に薬を上手に使うためにという項目でほぼ書き終えたが、最後に私が薬剤師として薬に関わってきた経緯、経歴と目的について書いておきたい。

　私は18歳で薬科大学に入学した。薬科大学を選んだ理由の一つに高校の化学の教員になることも視野に入れていた。大学で薬学を学んでいた3年の時に、大学院生の研究のお手伝いとして研究室に出入りするようになり、その教授と大学院生に勧められて大学院に進んだが、そこでも研究者になるよりも薬剤師や教員となる道の方に魅力があった。ただ、大学を卒業する時に、友人の一人が「薬剤師はダメだ。僕はこれから医師になる」と言ったことがあった。「どうして？」と聞くと「薬剤師は薬を調剤するだけで全く薬に対する意見は通らない。僕は病院で患者さんに薬の説明をしたいけど無理だ」と言って卒業してから医師への道を選んだ。このことはずっと私の脳から消えたことはなかった。大学院修士課程を修了して歯科大学附属病院に勤務したのは薬剤師としてだけでなく、助手（教員）としての採用だったので、いずれ少しは研究や教育ができるかも知れないという期待もあった。ちなみに、後で薬理学教室との併任になり、実際に少し研究をして、歯科学生に「歯科薬剤学」という科目で薬剤や処方について講義し、衛生士学生には「薬理学」を講義することができた。

　病院薬剤師として就職して5年後位（昭和50年過ぎ）にイギ

リスのブライトンで国際薬剤師・薬学連合（FIP）が開催され、大学から2週間出張させてもらった。1週間の学会後に1週間、欧州各地の医療施設を巡る薬剤師のツアーに参加した。フランスの病院を見学した時、調剤や注射液の混注などは、薬剤師ではなく「スチューデント」と言われる人が行っていた。薬剤師は薬学部4年制を終了したスチューデントが更に2年の実務を経てから試験を受けて得られる資格とのことであった。大きな病院であったが薬剤師の人数は6人と少なく、主な業務はスチューデントやアシスタントが混注した輸液に問題は無いか検査する、また医師と薬物療法について相談・検討しているという説明を受けた。ああ、私達日本の薬剤師はスチューデントであり、本来の薬剤師ではないのかも知れないとカルチャーショックを受けて帰ってきた。その時に大学時代の医師に挑戦した友人を思い出した。そのFIPの学会以来、私は日本でも薬剤師教育は6年制にして薬剤師は患者さんのための薬の専門家になるのが理想の姿であると思うようになった。ただ、その当時は医薬分業など机上の空論で、ましてや薬学6年制など実現するとは想像もできなかった。しかし、私の薬剤科は病院内で新潟県最初の栄養サポートチームを作ったり、患者さんの血液からアレルギー性副作用の検索を行ったり、麻薬性鎮痛薬による疼痛管理の援助を行ったりして、少しでも患者さんの傍に存在する薬剤師を目指した。一方で私は病院に勤務しながら薬剤師会の役員として医薬分業を推進する方向にも努力した。

　その後、多くの薬剤師の懸命の努力が続いて院外処方箋による医薬分業が進み、薬局の薬剤師は処方された薬を有効かつ安全に使用するために服薬指導を行い、病院薬剤師は病室に常駐する病棟薬剤師となって薬物療法を支援するなど患者さんの傍

らで活躍する時代になっている。約50年前に思い描いた薬剤師の姿に近づいた、あるいは私の理想像を越している薬剤師も数多く出てきている。薬学教育も2006年（平成18年）から６年制になり、私は2007年（平成19年）に薬科大学薬学部の教員になって薬学生の教育に携わった。私の薬科大学での教育の理念は患者さんが薬を有効かつ安全にしっかり使用するための手助けをする薬剤師を育てることであった。薬学４年制教育の時代から比べて薬剤師は格段に臨床に近く育ってきていることを嬉しく感じている。

　今こうして私が薬学の道に入って過ごしてきた期間を振り返ってみれば、薬を使用する人が上手に有効に使用してくれることを望む心が根底にあったように感じる。

　本書で最後に伝えたいことは、患者さん・薬の利用者さんが薬を最も有効で安全に使用するには、薬についての十分な知識が必要であることを理解していただきたい。そして、それらの知識は日毎に変化している可能性がある。そのため専門に学んだ薬剤師がいるので彼らの知識を大いに利用していただきたい。それが薬を上手に使用する最高の手段であろうと記して本稿をしめる。

＜参考図書＞

　本書は私の長年にわたって書いてきた記事が基となっているので、参考図書は多岐にわたるが、まとめるにあたって参考にした主なものを記載する。

岡部　進：くすりの発明・発見史、南山堂（2007）
山川浩司：国際薬学史　東と西の医薬文明史、南江堂（2000）
船山信次：毒と薬の科学　毒から見た薬・薬から見た毒、朝倉書店（2007）
杵淵幸吉：薬の養生訓　薬剤師が教える薬の正しい飲み方、小学館（1997）
佐谷圭一：若き薬剤師への道標―薬学・薬剤師の歴史を辿り、現在を照らす―、薬事日報社（2009）
田中真知：変な毒すごい毒、技術評論社（2006）
　　　　　ドラッグフォーラム・オオサカ編：くすりを考える力、じほう（2000）
西川　隆：くすりの社会誌　人物と時事で読む33話、薬事日報社（2010）
毒と薬研究会著・山崎幹夫編：面白いほどよくわかる毒と薬、日本文芸社（2004）
田中正敏：新版超図解　薬はなぜ効くか　医師・看護師・薬剤師へ、講談社（2015）
河野友美：たべものと日本人、講談社（1974）
宮木高明：薬学概論、廣川書店（1971）
山崎幹夫：人、毒に会う、光文社（1987）
石坂哲夫：くすりの歴史、日本評論社（1979）
宗田　一：近代薬物発達史、薬事新報社（1981）

梶田　昭：医学の歴史、講談社学術文庫（2003）
渡辺謹三、葦沢龍人、佐藤誠一編：OTC医薬品学改訂第2版、
　　　南江堂（2021）

＜著者略歴＞

影向範昭（ようこうのりあき）　歯学博士（日本歯科大学）

1947年	新潟県佐渡市生まれ
1969年	東京薬科大学薬学部卒業
1971年	東京薬科大学大学院修士課程修了
1971年	日本歯科大学新潟歯学部助手・附属病院薬剤科
1974年	薬剤科長
1975年	講師、薬理学教室併任
1987年	日本歯科大学附属新潟短期大学講師併任
2007年	新潟薬科大学臨床薬学研究室教授
2015年	新潟薬科大学定年退職

薬 よもやま話

発　行	2024年12月1日
著　者	影 向 範 昭
発行者	柳 本 和 貴
発行所	㈱考古堂書店
	〒951-8063 新潟市中央区古町通4番町563番地 電話（025）229-4058（出版部直通）
印刷所	㈱ウィザップ

©Noriaki Yohkoh 2024 Printed in Japan
ISBN978-4-87499-019-3